급성 골수성 백혈병

주치의와 함께하는 하이파이브 시리즈 1

급성 골수성 백혈병

2022년 12월 16일 1판 1쇄

지은이　민유홍·정준원
펴낸곳　연세대학교 출판문화원
주소　서울특별시 서대문구 연세로 50
등록　1955년 10월 13일(제9-60호)
전화　02) 2123-3378~80
팩스　02) 2123-8673
전자우편　ysup@yonsei.ac.kr
홈페이지　http://press.yonsei.ac.kr
인쇄　(주)동국문화

ISBN　978-89-6850-698-7 (93510)
　　　978-89-6850-699-4 (세트)

값 20,000원

주치의와 함께하는 하이파이브 시리즈 1

급성 골수성 백혈병

민유홍 · 정준원 지음

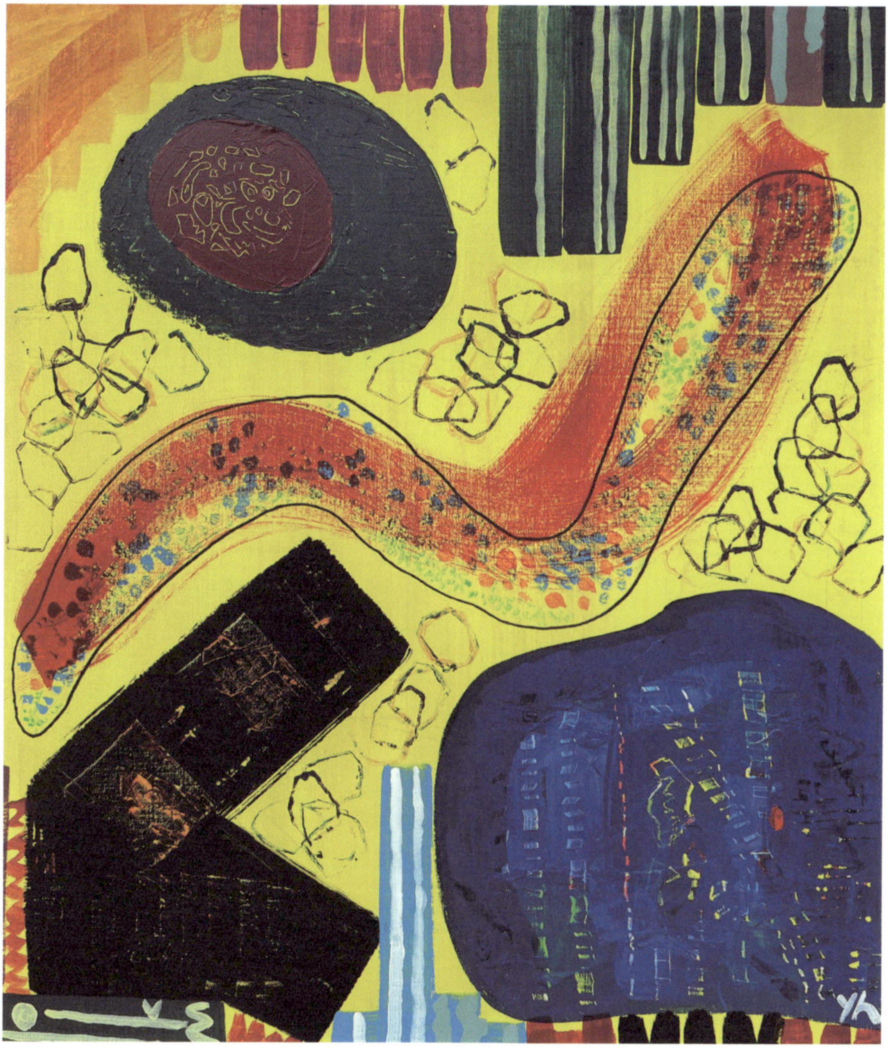

연세대학교 출판문화원

머리말 preface

급성 골수성 백혈병(AML)은 대표적인 혈액암으로, 성인 급성 백혈병의 대부분을 차지하고 있습니다. AML은 전 연령층에 걸쳐 생길 수 있지만, 고령 환자의 비율이 높아 진단 시 평균 연령이 67세 전후입니다. 고령화가 진행되면서 발생률은 더 높아집니다. AML은 하나의 질병이라기보다는 매우 다양하고 특징적인 유형들로 구성된 '질환군'입니다. 백혈병 세포 자체의 염색체 이상과 분자유전 변이가 다양하고, 아울러 환자 개개인의 인적 요인도 차이가 많기 때문입니다. 이러한 이질성이 AML 환자의 임상경과, 치료에 대한 반응, 사망률, 완치율이 제각기 다른 배경이 됩니다.

AML은 감염증, 약제 내성과 재발 등의 문제로 아직은 완치율이 높지 않은 혈액암입니다. 치료 후 재발이 가장 큰 문제 가운데 하나입니다. 그럼에도 위험군 분류에 따라 잘 계획된 항암요법과 조혈모세포이식 치료법으로 치료성적이 향상되고 있습니다. 특히 최근 개발 승인된 표적치료 신약으로 치료의 새로운 장을 열고 있으며, 이러한 정밀의학을 효과적으로 추진 시 AML 치료가 새로운 기원을 맞이할 것으로 기대합니다.

효과적인 치료 과정에는 환자와 가족, 그리고 의료진 간의 자세하고 깊이있는 정보 교환 및 거기에 따른 의견 조정이 필수적입니다. 외래 진료와 회진 시 이야기를 나눌 수 있지만, 아무래도 시간의 제약이 있을 수밖에 없습니다. 이런 경우 최신 의학 지식에 기반하여 작성된 자료책자를 가까이 두면 치료에 많은 도움을 받을 수 있습니다. 이러한 취지에서 연세암병원 혈액암센터에서는 AML 환자를 위한 소책자를 발간하게 되었습니다. 이 소책자에서는 급성 골수성 백혈병의 전반적 지식은 물론 특별히 고령AML과 급성 전골수성 백혈병(APL)에서 추가 고려되어야 할 많은 내용들을 다루고 있습니다. 아무쪼록 어려운 상황을 잘 인내하시고 극복하셔서 치료의 기쁨을 누리시는 여러분 모두가 되기를 간절히 소원합니다.

연세의료원 연세암병원 혈액암센터, 차의과대학교 분당차병원 혈액종양내과

대표저자 민유홍, 정준원

차례 contents

2장 고령 급성 골수성 백혈병

3장 급성 전골수성 백혈병 (Acute promyelocytic leukemia, APL)

급성 골수성 백혈병

YONSEI UNIVERSITY

01

CHAPTER

1. 급성 골수성 백혈병(AML) 이란?

| 1 | 개요

급성 백혈병은 대표적인 혈액암으로 만성 백혈병과 달리 그 진행속도가 매우 빠르다. 급성 백혈병은 다시 백혈병세포가 어떤 혈액 줄기세포에서 기원했는가에 따라 골수성과 림프모구성으로 구분된다. 성인에서는 급성 백혈병의 대부분이 급성 골수성 백혈병이다(Acute myeloid leukemia; AML). 반대로 유년기에는 급성 림프모구성 백혈병(Acute lymphoblastic leukemia; ALL)이 주종을 이룬다.

AML은 골수와 혈액에서 백혈병 암세포가 계속 증가하고, 정상적인 조혈기능이 억제되는 특징을 보인다. 척추나 뇌 등 다른 장기에 백혈

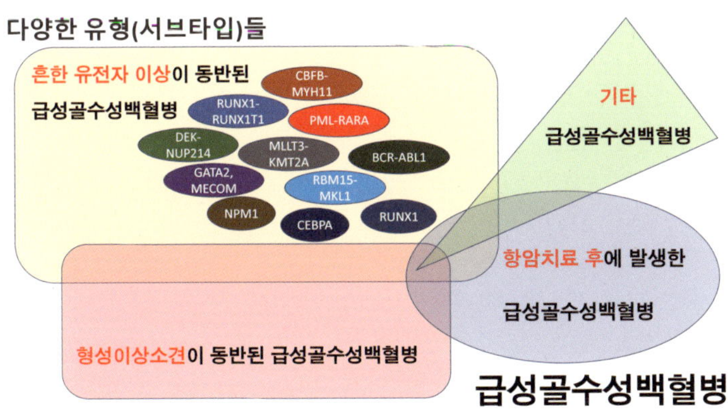

그림 1 급성 골수성 백혈병의 다양한 유형(서브타입)들

병 세포가 침투하기도 한다. AML은 하나의 질병이라기보다는 매우 다양하고 특징적인 유형(아형, 서브타입)들로 구성된 '질환군'이다. 백혈병 세포 자체의 염색체 이상과 분자유전 변이가 다양하고, 아울러 환자 개개인의 인적 요인도 차이가 많기 때문이다. 이러한 이질성이 AML 환자의 임상경과, 치료에 대한 반응, 사망률, 완치율이 제각기 다른 배경이 된다.

|2| 발병율

국내에서는 한 해 2,000명 정도가 AML로 진단된다. AML 발생율은 국가간, 인종간에 큰 차이는 없다. AML은 전 연령층에 걸쳐 생길 수 있지만, 노년층 환자의 비율이 높아 진단 시 평균 연령이 67세 전후

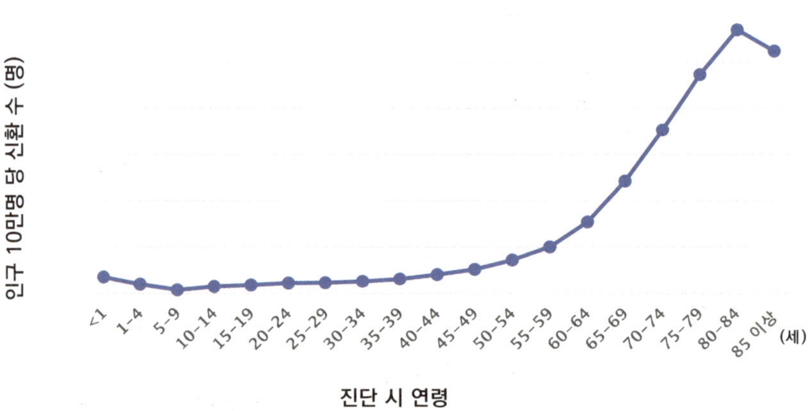

그림 2 급성 골수성 백혈병의 연령 별 신환 발생수

이다. 고령화가 진행되면서 발생률은 더 높아진다.

| 3 | 발병 시기

AML이 진단되었을 때 언제부터 이 병이 시작되었는지를 유추하기는 어렵다. 이론적으로 조혈모세포 단계에서 백혈병 줄기세포 클론이 생기고, 이후 급속도로 암세포가 늘어나 체내에 10^{12}개 이상의 백혈병세포로 늘어 났을 때 혈액이상과 증상이 생기는 것으로 이해되고 있다. 이 과정이 매우 빠르기 때문에 '급성' 백혈병이라고 한다. 만성 백혈병과는 진행 속도가 전혀 다르다. 백혈병 세포수로 발병 시기를 가늠해 보는 것도 타당치가 않다. AML에 따라 몇일 이내에 백혈병세포수가 급격히 올라가는 유형이 있고, 천천히 증가하는 반대의 경우도 있기 때문이다. AML은 치료하지 않고는 수 주 이상을 견디기 어렵기 때문에 아마도 AML 발병은 진단 시점으로부터 얼마 되지 않았을 것으로 추론해 볼 수 있다. 그러나 발병 시기는 치료 측면에서 중요한 사항은 아니다.

| 4 | 발병 원인

다른 악성 암들과 마찬가지로 AML의 원인과 발병기전도 아직 규명이 안되었다. 대부분의 AML은 원인을 알기 어려운 '원발성' 혹은 '일차성' AML로 보면 된다. 일부는 과거 다른 암으로 항암치료를 받았거나, 유기용매에 직업적으로 오래 노출되었던 경우, 또는 골수형성

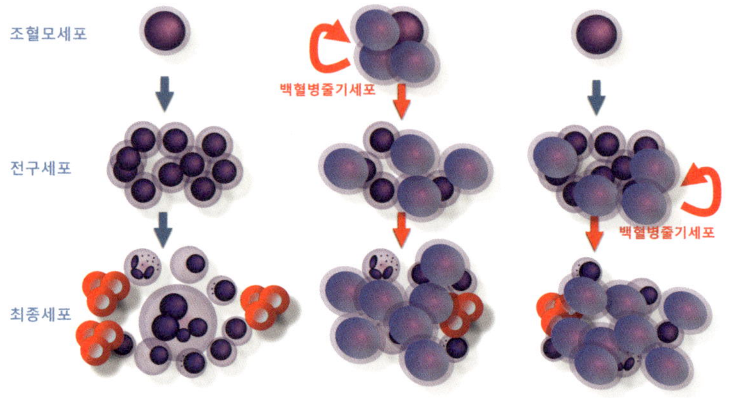

그림 3 정상 조혈 과정과 백혈병 발병 과정

이상증후군과 같은 선행 골수질환으로 치료를 받았던 사람에서 AML이 발병되기도 한다.

AML 발병을 학술적으로는 백혈병 줄기세포 개념으로 이해할 수 있다. 정상 조혈모세포, 조혈전구세포 단계에서 어떤 이유로 유전자 변이 혹은 후생유전 변이가 생기고, 추가적인 유전자 이상이 뒤따르면서 백혈병 줄기세포 클론이 만들어진다. 이후 기하급수적인 클론성 암세포 증식으로 AML이 발병하는 것이다.

| 5 | 종자계 돌연변이

AML 자체는 부모 자식간에 유전되는 병이 분명히 아니다. 그러나 생식계 혹은 종자계 세포 유전자 돌연변이에 의해 AML을 포함한 다양한 종양질환이 생길 수 있는 '경향성' 혹은 '소인'이 부모 자식간에 전달될 수는 있다. 물론 이러한 소인이 유전되더라도 AML 혹은 암이 반드시 발생하는 것은 아니다. 확률적인 부분이 존재한다. 최근 차세대 염기서열분석법(Next generation sequencing; NGS)에 의하면 AML 환자의 10%에서는 이러한 종자계 유전자 돌연변이가 관찰된다. 세계보건기구(WHO) AML 분류에서도 종자계 경향성을 갖는 골수구계 종양을 새로 추가하였다. 암 가계력이 있는 경우나, 가족, 친척 중에 백혈병과 관련성이 있는 유전자 이상이 진단되는 경우 NGS 검사 등과 함께 전문적인 유전상담을 받을 수 있다.

2. AML 증상

AML 증상은 백혈병으로 인해 골수에서 혈액세포가 제대로 만들어지는 못하는 것과 백혈병세포의 증가, 침투 크게 이 두가지에 기인한다. 정상적인 조혈기능은 대부분 골수에서 이루어지며, 백혈구, 적혈구, 혈소판, 그리고 면역세포가 만들어진다. 골수에서 백혈병세포가 계속 증가하면 혈액세포 생산이 크게 위축되어 결과적으로 호중구 감소에 의한 감염증, 혈소판 감소에 따른 출혈, 적혈구 생산 저하와 연관된 빈혈 증상 등이 초래된다. 뇌나 척수에 백혈병세포 침투로 인한 위중한 신경학적 증세가 있을 수 있고, 그외 다른 조직 장기에도 백혈병 세포가 침투하여 증세를 야기시킬 수 있다.

| 1 | 감염증

백혈구에는 여러 종류가 있는데 이 중 호중구(neutrophil)가 감염증 대항에 중요한 역할을 담당한다. AML은 골수에서 호중구 생산을 감소시켜 호중구가 1,000/mm³ 미만인 호중구감소증을 초래한다. 결과적으로 환자는 감염증에 매우 취약해지고, 세균, 바이러스, 진균, 원충에 의해 쉽게 감염이 된다. 호중구 감소 정도가 심하면 심할수록, 그 기간이 길면 길수록 감염증 위험도가 높아지고, 중증도가 심해진다. 감염증 증세는 대부분 열을 동반하고, 폐렴, 패혈증, 장염, 요로감염증 등이 흔히 온다. 어느 장기 조직에 감염증이 생겼는지에 따라 증상이 다르다. 증세를 면밀히 파악하는 것이 감염증 유무 및 부위, 그리고 중증도를 평가하는데 매우 중요하다. AML에서는 철저한 예방조치를 취해도 감염증을 완벽하게 차단할 수는 없으며, 항암치료 중에는 언제든지 예고없이 갑자기 걸릴 수 있다. 정상인에서는 어렵지 않게 치료되는 감염증이 AML 환자에서는 치명적이 될 수 있으며, 실제로 감염증은 AML에서 가장 많은 사망원인이기도 하다. 그러나 항암치료로 완전관해에 도달하면 호중구가 정상화되며 다시 면역기능을 회복하게 되고, 감염증의 위험에서 상당 부분 벗어나게 된다.

| 2 | 출혈 증세

혈소판은 지혈, 출혈방지에 핵심적인 역할을 한다. 혈소판 수치가 100,000/mm^3 이하로 감소 시, 특히 50,000/mm^3 이하일 때 출혈이 되거나 지혈이 잘 안되는 문제가 생길 수 있다. 10,000~20,000/mm^3 이하에서는 위험도가 더 크다. 피부에 빨간 출혈 반점이 보이고, 여기저기 멍든 것이 발견된다. 잇몸 출혈, 코피가 쉽게 나고, 지혈되기까지 시간이 한참 걸린다. 심한 경우 망막출혈, 혈뇨, 뇌출혈, 장출혈, 각혈까지 있을 수 있다.

| 3 | 빈혈 증세

증세에 상관 없이 혈액검사 상 헤모글로빈(혈색소)이 정상 이하일 때 빈혈로 정의한다. 빈혈에 의한 증상은 매우 다양하며, 환자에 따라 차이가 많다. 증세를 전혀 느끼지 못하는 환자도 있고, 동일한 헤모글로빈 수치라도 심하게 증세를 호소하는 경우도 있다. 비교적 흔한 증세로는 무력감, 피곤함, 운동능력저하, 계단 오를 때나 빨리 걸을 때 숨찬 증세, 두통, 어지러움, 빠른 맥박, 식욕 저하 등이 있다.

표 1 세계보건기구의 빈혈 기준

(g/dL)	정상 혈색소 수치	경증 빈혈	중등도 빈혈	증증 빈혈
성인 남성	≥13	11~12.9	8~10.9	<8
성인 여성	≥12	11~11.9	8~10.9	<8
임산부	≥11	10~11	7~10	<7

AML에서 빈혈의 원인은 백혈병으로 인해 골수에서의 적혈구 생산이 억제되기 때문이다. 출혈, 혈관 내 용혈 등도 일부 기여한다. AML 치료 과정에 수시로 적혈구 수혈을 해야 심폐기능 등 모든 장기 기능을 정상적으로 유지할 수 있다.

| 4 | 중추 신경계 백혈병과 골수외 백혈병

중추신경계 백혈병은 뇌 조직, 뇌 신경, 뇌척수막, 척수신경에 백혈병세포가 침범한 것이다. 두통, 구토, 뇌신경마비 증세, 의식 변화를 일으키거나, 척수 압박으로 사지 마비 증세가 나타날 수 있다. 의심 시 신경학적 진찰과 함께 CT 혹은 MRI 검사를 시행한다. 필요 시 요추천자 및 뇌척수액 검사를 추가로 시행, 백혈병세포의 존재를 확인한다. 중추신경계 백혈병 치료는 방사선 치료, 정맥 항암주사, 그리고 척수강 내 항암제 주입 등을 각각의 상황에 맞추어 시행한다.

백혈병세포는 피부, 뼈, 간 등 모든 장기 조직에 광범위하게 침투할 수 있다. 드물게 혈액, 골수에는 백혈병세포가 관찰되지 않으면서 다른 장기 조직에 결절이나 종괴 형태로 오는 경우가 있다, 조직검사로 백혈병세포 침투를 확인할 수 있는데 이런 경우를 과립구성 육종(granulocytic sarcoma) 혹은 골수외 백혈병이라고 한다. 거의 모든 예에서 1년 이내에 AML로 전환이 되기 때문에, 처음부터 AML에 준해서 치료를 한다.

| 5 | 혈액순환 장애

백혈병세포가 많이 증가하면 혈액순환이 정체되고 산소교환이 저하된다. 또 혈관 폐색과 함께 백혈병세포의 침투로 혈관 손상과 출혈이 생길 수 있다. 뇌, 망막, 폐, 신장, 심장 등에서 관련 증상을 나타낼 수 있다. 하이드록시유리아 경구 항암제, 시타라빈 주사 항암제를 투여해 혈액 내 백혈병세포수를 줄이는 세포감소 치료를 한다. 또한 종양용해증후군, 신기능 장애 등에 대한 예방 및 치료를 시행한다.

| 6 | 구강 변화

구강점막 면역장벽이 약해져 구강 내 궤양, 점막 손상으로 염증 및 통증이 생긴다. 편도선이 붓고 열이 날 수 있다. 잇몸에 백혈병세포가 침투해서 전체적으로 잇몸이 부은 것처럼 될 수 있다. 이 때 자칫 치주염으로 잘못 생각되는 경우가 있어 주의를 요한다. 백혈병 침투로 잇몸이 부은 경우 항암치료가 시작되면 호전되는 경우가 많다.

3. AML 진단

2016년 세계보건기구(WHO) 기준에 의해 혈액이나 골수에서 골수성 미숙세포(백혈병세포)가 20% 이상 관찰될 때 AML로 진단된다. 혈액이나 골수에서 백혈병세포가 관찰되지 않더라도 조직검사상 다른 장기나 조직에 백혈병세포 침투가 관찰될 때도 AML로 진단한다.

| 1 | 혈액 자동화검사

혈액 자동화분석기를 통해 수치, 염색도, 크기, 헤모글로빈 등의 적혈구 관련 변수를 측정한다. 백혈구의 경우는 전체 백혈구 수치와 함께 호중구, 림프구, 미숙세포의 비율을 산정할 수 있다. 혈소판의 수치와 크기도 분석한다. 혈액내과적으로 가장 기본이 되는 검사이며, 이를 통해 AML이 의심되는지, 골수검사를 해야 하는지 판단할 수 있다.

| 2 | 혈액 도말검사

보다 정밀하게 혈액세포의 모양을 관찰할 수 있다. 혈액을 슬라이드에 도말하고, 염색해서 광학현미경으로 관찰한다.

| 3 | 골수 검사

주된 조혈기관인 골수는 뼈 내강에 자리잡고 있으며, 골반뼈, 척추뼈, 흉골, 늑골 등 크고 넓적한 뼈에 주로 많이 존재한다. 골수검사는 엉덩이 위쪽 후장골극이란 위치에서 통상 시행한다. 쉽게 접근할 수 있고, 큰 혈관이나 신경이 없기 때문이다. 척추에서 하는 검사가 아니다. 국소마취 후 시행하며, 필요 시 양쪽에서 시행한다. 골수검사는 천자흡인 도말 검사와 골수 생검으로 구성된다. 천자 흡인은 특수

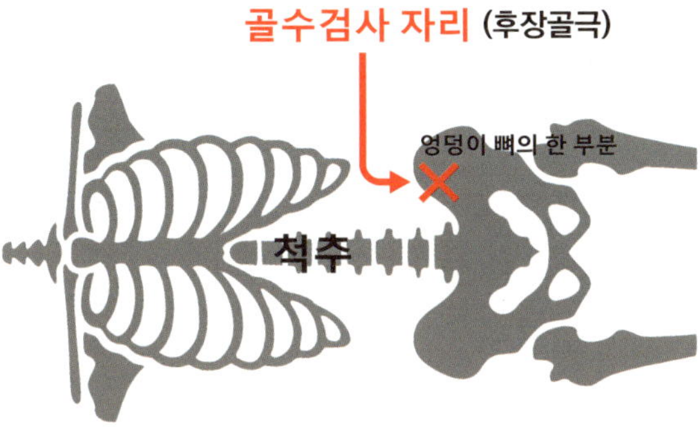

그림 4 골수검사 시행 위치

바늘로 골수액을 소량 뽑아 슬라이드에 밀고, 염색 후 현미경으로 면밀히 관찰한다. 이 때 채취한 골수검체액으로 유세포분석검사, 염색체 및 분자유전 검사를 시행한다. 흡인 검사 후 생검을 추가하며, 골수 절편은 병리검사실로 보내어 조직검사를 시행한다. 골수가 잘 뽑히지 않은 경우엔 흡인 도말검사가 어려워 검사 당일 현미경 관찰 결과를 알기는 어렵다. 이때는 병리검사실로 보낸 생검검사 결과가 나올 때까지 몇일이 소요된다.

| 4 | 유세포분석검사

백혈병세포의 세포표면 단백질 항원을 조사해서 백혈병세포가 어떤 조혈세포계열, 분화단계에서 유래된 것인지를 분석할 수 있다. 골수구계 백혈병 세포와 림프구계 백혈병 세포를 구분하는데 도움이 된다.

초기 진단 결과에 따라 치료 후 잔여병소 검사에도 사용될 수 있다.

| 5 | 염색체검사

백혈병세포의 염색체 이상은 부모로부터 유전되는 그런 개념이 아니고, 백혈병이 발병할 때 암세포 자체에 새로 생기는 것이다. 혈액보다는 골수로 염색체를 검사하는 것이 용이하며, 결과를 알기까지는 2~3주 이상 시간이 걸린다. 염색체 검사는 WHO 기준에 의한 AML 진단 및 분류 정보를 제공하며, 예후를 예측할 수 있는 경우가 많아 환자별 치료방향을 정하는데 도움이 된다.

| 6 | 분자유전검사

분자유전검사는 유전자 재배열 검사, 다중효소 증폭검사, 염기서열 분석 검사를 통해 시행한다. 염색체검사보다 결과를 빨리 알 수 있지만, 검사 항목에 따라 차이가 있다. 분자유전검사 결과에 의해 WHO 기준에 의한 AML 진단, 분류를 시행하며, 위험군 분류에 필수적으로 사용된다. 치료 방향을 설정할 수 있으며, 치료 반응을 정밀하게 분석할 수 있다.

| 7 | 차세대 염기서열분석법(Next generation sequencing; NGS)

검사기법의 발전으로 44종 이상되는 AML 세포의 다양한 유전자 변이 소견을 한번에 알아낼 수 있게 되었다. 일명 '분자 바코드'라는 별

명이 있는 차세대 염기서열분석법(NGS)을 통해 새로운 진단 분류 체계 확립, 치료방향 설정, 예후 예측, 신약 적용 등 정밀 의학 및 맞춤치료에 관련된 사항들이 효과적으로 추진될 수 있게 되었다.

4. AML 분류 및 상태

| 1 | AML 분류

급성 백혈병 진단 분류 기본이 되었던 FAB 분류법은 현재 사용되지 않고 있다. 이 분류법은 과거 백혈병세포의 형태학적 기준을 주로 반영한 것이다. 대신 염색체, 분자유전검사 결과까지도 고려된 WHO 분류기준법이 통용되고 있다. 2016년에 개정된 WHO AML 진단분류법은 염색체, 유전자 돌연변이 이상을 기준으로 AML을 11개의 아형으로 분류하였다. 이를 통해 AML 진단뿐만 아니라 예후 예측, 치료 방향 설정이 가능케 되었으며, 나아가 개인별 '맞춤치료' 혹은 '정밀의학'의 기반이 마련되었다. WHO 분류법은 2022년에 다시 한번 개정되었다.

표 2 세계보건기구의 급성 골수성 백혈병 분류표(2016년)

분 류	아형(서브타입)
반복적으로 유전자이상을 보이는 AML	• AML with t(8;21)(q22;q22.1); *RUNX1-RUNX1T1* • AML with inv(16)(p13.1q22) or t(16;16)(p13.1;q22); *CBFB-MYH11* • Acute promyelocytic leukemia with *PML-RARA* • AML with t(9;11)(p21.3;q23.3); *KMT2A-MLLT3* • AML with t(6;9)(p23;q34.1); *DEK-NUP214* • AML with inv(3)(q21.3q26.2) or t(3;3)(q21.3;q26.2); *GATA2, MECOM* • AML(megakaryoblastic) with t(1;22)(p13.3;q13.1); *RBM15-MKL1* • Provisional entity: AML with *BCR-ABL1* • AML with mutated *NPM1* • AML with biallelic mutation of *CEBPA* • Provisional entity: AML with mutated *RUNX1*
골수형성이상증후군 연관 변화를 보이는 AML	
치료-관련 골수구계 악성종양	
다른 유형으로 분류되지 않은 AML	• AML with minimal differentiation • AML without maturation • AML with maturation • Acute myelomonocytic leukemia • Acute monoblastic/monocytic leukemia • Pure erythroid leukemia • Acute megakaryoblastic leukemia • Acute basophilic leukemia • Acute panmyelosis with myelofibrosis
골수구계 육종	
다운증후군과 관련된 골수구계 증식	• Transient abnormal myelopoiesis associated with Down syndrome(TAM) • Myeloid leukemia associated with Down syndrome

| 2 | AML 상태

폐암, 위암, 유방암 등 고형암은 진행단계를 1기에서 4기까지로 구분해서 판정한다. 굳이 비교하자면 진단 시 혈액과 모든 골수에 암세포가 있으므로 고형암으로 치면 4기라고 할 수 있다. 그러나 AML은 그런 단계로 구분하지 않는다. 치료와 관련하여 진단 시, 완전관해, 재발, 불응성 상태 등 AML '상태'로 표기한다. 이 기준이 환자가 처한 상황을 이해하고, 치료 전략을 세우는데 결정적 근거를 마련해준다.

5. AML 치료

| 1 | 치료 시기

과거에는 AML 진단 후 가급적 빠른 시간 내 치료를 시작하는 경향이었으나, 최근에는 치료 시기보다는 환자의 연령, 기저질환, 백혈병세포의 염색체와 분자유전이상에 따라 치료성적이 더 좌우된다는 분석이 지배적이다. 특히 고령층에서는 항암치료를 무리하게 빨리 시작할 필요는 없다. 항암 치료를 견딜 수 있겠는지, 심장 등의 장기기능은 괜찮은지, 심각한 기저질환이나 먼저 치료를 요하는 감염증은 없는지를 세심하게 판단하는 것이 중요하기 때문이다. 항암 치료전 이런 사항들을 먼저 안정시키는 지지요법이 필요한 경우가 드물지 않다. 시일이 걸리는 분자유전 검사결과까지도 확인한 다음 치료 방침을 결정하기도 한다.

그러나 감염증이나 출혈 등 심각한 합병증이 생기기 전에 신속히 항암치료를 시작하는 것도 매우 중요한 부분이다. 백혈병세포가 너무 빨리 증가하여, 폐, 뇌, 심장 등 주요 장기에 혈액순환 장애를 일으킨다든지, 백혈병세포 침투로 척수나 주요 장기에 심각한 기능장애를 야기시킬 때는 빠른 시간 내 항암치료를 시작한다. 결론적으로 항암치료 시기는 일률적으로 제시하기는 어렵고, 모든 복합적인 상황을 종합적으로 고려하여 적절한 시기에 시작하는 것이 중요하다.

| 2 | 치료 개념

AML 치료는 항암치료, 조혈모세포이식, 방사선치료, 표적치료가 있지만 넓은 의미로는 수혈, 감염증 치료 등의 지지요법도 포함된다. 일차 치료 목적은 완전관해를 유도하는 것이다. 완전관해가 오지 않으면 장기생존 혹은 완치를 기대할 수가 없다. AML 치료의 중요한 첫 단추가 되는 것이다.

일차 치료로 완전관해가 유도되어 혈액수치가 정상으로 회복되었더라도 대부분의 AML 환자는 재발을 경험하게 된다. 완전관해 상태에서도 체내에 잔존하는 항암제 내성 백혈병 세포군이 시간이 지나면서 다시 커져 재발로 이어지게 되는 것이다. AML은 재발율이 매우 높은 대표적 악성 종양으로, 재발은 AML 치료 실패의 가장 큰 원인이 된다. 그래서 완전관해 후에도 남아 있는 잔여 백혈병세포를 가능한 더 제거하여 재발을 최소화 하기 위해 '관해 후 치료'를 시행한다. 항암제 내성과 재발은 위험군 분류, 염색체 및 분자유전학적 특성에 따라 차이가 있어 관해유도 치료와 관해 후 치료는 이러한 사항들을 다각적으로 고려하여 시행한다.

| 3 | AML 위험군

유럽백혈병네트워크(European LeukemiaNet; ENL)는 치료성적에 따라 AML을 저위험군, 중간 위험군, 고위험군 이렇게 3개의 위험군으로 분류하였다. 각각의 위험군은 특징적인 염색체 이상, 분자유전이상 소견을 보이고 있다. 위험군 분류법은 AML의 치료성적과 임상적인 예후를 어느 정도 예측 가능케하고, 치료 방향 특히 조혈모세포이식 등 관해 후 치료를 결정하는데 도움을 줄 수 있다.

3.1 저위험군

저위험군은 항암치료에 반응이 좋고, 재발율도 다른 위험군에 비해 낮아 장기생존율이 가장 높다. 많은 환자에서 관해 후 치료로 고용량

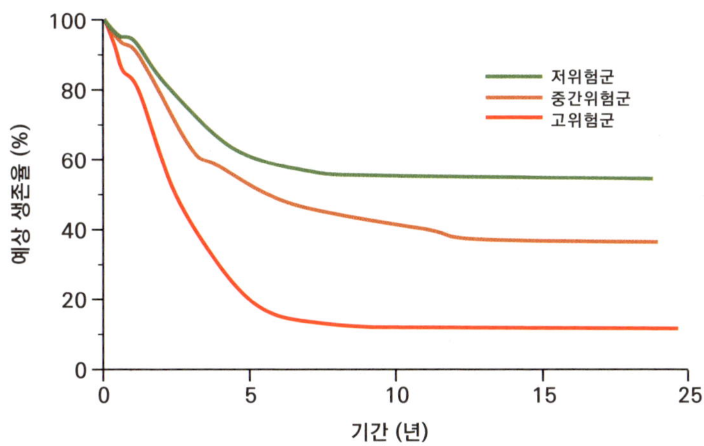

그림 5 ENL 위험군에 다른 급성 골수성 백혈병의 예상 생존율

시타라빈 항암요법을 시행하고, 동종 조혈모세포이식은 보통 시행하지 않는다. t(8;21)/RUNX1-RUNX1T1, inv(16)/t(16;16)/CBFβ-MYH11, t(15;17)/PML-RARα 염색체/분자유전 이상을 보이는 경우가 여기 속한다. CEBPA 이중변이, FLT3-ITD 없는 NPM1 유전자 변이도 저위험군에 포함된다.

3.2 중간위험군

정상 염색체를 보이는 환자군이 대부분 여기 포함된다. 중간 위험군에 속한 환자군의 치료 성적은 서로 매우 다르다. 특정 분자유전 변이 유무 및 다른 변이와의 조합 패턴에 따라서 고위험군쪽에 가까운 치료 경과를 보이기도 한다. 중간위험군 상당수에서 관해 후 치료로 동종 조혈모세포이식이 시행되고 있다. 앞으로 바이오마커 발굴을 통한 중간위험군 재분류 작업이 필요하다.

3.3 고위험군

고위험군은 치료 성적이 가장 좋지 않으며, 약제 내성이 현저해서 완전관해 유도율이 낮고, 재발율도 높아 장기생존율이 낮다. 완전관해 유도 후에는 거의 모든 환자에서 동종 조혈모세포이식술이 고려된다. 모노소미 -5 혹은 -7 염색체 이상, 모노소말 염색체, 복합염색체이상, 3번 염색체 전위 혹은 역위, t(6; 9), t(9; 22), 11q23 염색체 이상이 고위험군에 속한다. TP53, RUNX1, ASXL1, 대립형질 비율이 높은

FLT3-ITD 유전자 변이가 다 고위험군이다. 전체 AML의 25% 정도를 차지하는 이차성 AML이나 치료-연관 AML의 경우도 고위험군으로 분류된다.

표 3 2017 유럽 백혈병 네트워크(European LeukemiaNet, ELN) 위험도 계층모델

위험도 그룹	염색체, 유전자 이상
저위험군	t(8;21)(q22;q22.1); RUNX1-RUNX1T1 inv(16)(p13.1q22) or t(16;16)(p13.1;q22); CBFB-MYH11 Mutated NPM1 without FLT3-ITD or with low FLT3-ITD allelic ratio (<0.5) Biallelic mutated CEBPA
중간위험군	Mutated NPM1 and high FLT3-ITD allelic ratio (≥0.5) Wild-type NPM1 without FLT3-ITD or with FLT3-ITD low allelic ratio (<0.5) (Without adverse-risk genetic lesions) t(9;11)(p21.3;q23.3); MLLT3-KMT2A Cytogenetic abnormalities not classified as favorable or adverse
고위험군	(6;9)(p23;q34.1); DEK-NUP214 t(v;11q23.3); KMT2A rearranged t(9;22)(q34.1;q11.2); BCR-ABL1 inv(3)(q21.3q26.2) or t(3;3)(q21.3;q26.2); GATA2,MECOM(EVI1) -5 or del(5q); -7; -17/abn(17p) Complex karyotype, monosomal karyotype Wild-type NPM1 and high FLT3-ITD allelic ratio (≥0.5) Mutated RUNX1 , Mutated ASXL1, Mutated TP53

| 4 | AML 치료과정

항암치료가 기본이며, 관해유도 치료와 관해 후 치료의 두 단계로 진행한다.

4.1 관해유도 치료

4.1.1 완전관해 정의

완전관해 유도는 AML에서 가장 핵심적인 치료목표 중 하나로, 완치를 기대하기 위해서는 반드시 확보해야 할 교두보이고 첫단추이다. 완전관해가 오지 않는 경우 매우 어려운 치료경과를 밟는다. 완전관해는 항암치료를 통해 백혈병세포가 효과적으로 제거되어 골수기능이 정상적으로 회복된 상태를 말한다. 골수 내 미숙세포가 5% 미만이면서 혈액 내 호중구는 1,000/mm^3 이상, 혈소판은 100,000/mm^3 이상인 수치로 정의된다. 수혈도 필요 없게 되고, 백혈병 관련 증상도 없어지며, 면역기능과 삶의 질이 회복된다. 퇴원해서 정상적인 식이 섭취, 운동 및 일상생활이 가능해진다.

4.1.2 관해유도 항암치료

현재까지는 세포독성 항암제가 표준치료법이다. '7+3'요법으로 불리며, 시타라빈 항암제 투여 7일에 이다루비신 혹은 다우너루비신 항암제 투여를 3일간 병행하는 방법이다. 시타라빈은 수액 1 L에 섞어 24시간 동안 서서히 정맥주사하고, 이다루비신이나 다우너루비신은 생리식염수 50 mL에 혼합해서 주사한다. 항암제는 통상 중심정맥 카테터를 통해 주사한다. 입원 치료 기간은 한 달 전후이다.

65세 이상 고령층에서는 세포독성 항암치료를 적용하기 어려운 경우가

많고, 저메틸화요법이나 표적치료제가 상황에 맞게 선택된다.(2장 참고)

4.1.3 세포독성 항암제 부작용

모든 항암제에는 피할 수 없는 고유한 부작용이 있다. 그러나 개인에 따라, 그리고 항암제 종류와 용량에 따라 정도의 차이를 보인다. 안트라시클린 계열 항암제(이다루비신 또는 다우너루비신)의 부작용은 두통, 탈모, 피부 발진, 구역, 구토, 설사, 구내염, 위장관 점막 손상, 심장독성 등이 있다. 시타라빈 항암제의 부작용은 구역, 구토, 식욕부진, 설사, 구내염, 위장관 점막 손상, 구내염, 피부 발진 등이 있다. 고용량을 투여할 때는 신경 독성으로 어지러움증, 의식 저하, 보행 및 발음 장애, 안구진탕이 발생할 수 있다. 결막염 소견도 동반된다. 항암제는 공통적으로 골수억제를 수반하여 백혈병 자체로 인한 백혈구, 적혈구, 혈소판 감소증이 일정기간 더 심화될 수 있다. 관해유도 치료 시 조기 사망률은 5~15%이며, 고령일수록, 기저질환이 심각할수록, 진단 시 중증 감염증이 이미 있던 환자, 그리고 관해유도 치료에 반응이 없는 환자에서는 사망률이 더 높다.

4.2 관해 후 치료

4.2.1 잔여 백혈병 세포(계측가능 잔여 질병, MRD) 개념

완전관해가 유도되었더라도 이론적으로는 체내 최대 10^9 단위의 백혈병세포가 잔존하고 있다고 본다. 진단 시 10^{12}개 단위 이상의 백혈병세포가 있을 때, 관해유도치료로 10^{9} 단위 이하로 감소되어 완전관해가 오는 것이다.

완전관해 후에도 남아 있는 백혈병세포를 '계측가능 잔여 질병(Measurable residual disease; MRD)' 혹은 '미세 잔여 질병'이라고 한다. 바로 이 MRD와 백혈병 줄기세포가 재발의 소인이 되며, MRD가 클수록 재발 가능성이 높다. 반대로 MRD가 적거나 측정되지 않는 경우는 항암치료에 매우 잘 반응하는 경우로, 이후 재발 가능성이 적고, 장기 생존 확률이 높아진다. MRD는 유전자증폭검사, 다중채널 유세포분석검사(MFC)로 측정한다. 검사 결과 상 MRD가 없다고 해도 백혈병 암세포가 체내에서 다 없어졌다는 것을 의미하는 것은 아니다. 검사방법의 예민도 한계 때문에 더 이상은 측정하기 어렵다는 의미이다.

완전관해 시 MRD 크기는 환자에 따라 다르며, AML 위험도, 항암제 감수성, 면역체계 차이에 기인한다. 어떤 환자에서는 10^{9} 단위로 남아 있지만, 다른 환자에서는 10^{6} 단위 이하로까지 감소한다. 이런 상이함이 치료 성적 차이로 이어지는 것이다. 완전관해이면서 MRD 검사가 음성인 상태가 장기적인 치료성적이 가장 좋기 때문에 이 경우를 특별히 '상급 완전관해(Superior CR)'로 구별하여 언급하기도 한다.

최근 AML 표적치료제 신약이 다수 개발되고 있다. 신약의 치료 효과는 궁극적으로 생존기간이 얼마나 연장되는지, 장기 생존율은 얼

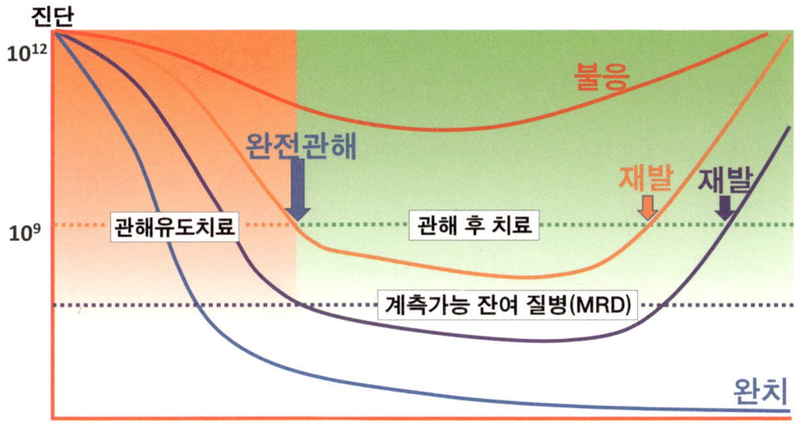

그림 6 진단 후 치료 기간 중 백혈병 세포 양의 변화에 따른 완치, 재발, 또는 불응 상태

마나 향상되는지를 봐서 판정할 수 있다. 그러나 그렇게 하려면 긴 시간 추적관찰이 필요해서 시급히 더 나은 치료를 요하는 AML 환자에게는 어려움이 따른다. 이 때 MRD를 '대리지표'로 이용 그 효과를 보다 신속히, 정량적으로 분석할 수도 있다. 치료 후 MRD의 감소폭이 크면 그만큼 약제효과를 좋다고 기대할 수 있을 것이다.

관해 후 치료는 바로 이 MRD를 최대한 제거하여 재발의 위험을 최소화 하는 것을 목표로 한다. 항암 공고요법과 동종 조혈모세포이식으로 구분할 수 있으며, 양자간에 예상되는 치료효과와 독성 합병증을 비교해서 관해 후 치료법으로 선택한다.

4.2.2 고용량 시타라빈 공고요법

항암 공고요법은 고용량 시타라빈 치료가 대표적이다. 시타라빈 항암제의 세포막 투과를 증가시킴으로써 세포 내 약제농도를 올려 백혈병세포를 더 많이 제거하는 원리이다. 3 g/m² 용량으로 하루 2번씩 3일 연속으로 혹은 격일로 모두 6차례 주사한다. 동일한 치료를 1~2달 간격으로 총 3~4회까지 반복 시행한다. 연령이나 전신상태, 혈액회복 속도를 고려하여 한번에 1 g/m²씩 투여하는 '중등도' 용량을 쓰기도 한다. 고용량 시타라빈 공고요법은 주로 저위험군 AML에서 사용한다. 중간 위험군이나 고위험군에서는 동종 조혈모세포이식 전 1~2회만 시행하기도 한다.

4.2.3 동종 조혈모세포이식술

거의 모든 고위험군과 대부분의 중간위험군에서 이식을 받을만한 조건이 되면 동종 조혈모세포이식술을 시행한다. 일부 저위험군에서도 C-KIT 돌연변이, 골수 외 백혈병, 재발했던 경우는 이식을 고려한다. 조혈모세포이식을 진행할지는 연령, 전신 상태, 항암 후 잔여 백혈병세포, 이식 후 재발율이나 사망률 예측 지표 등을 참고해서 결정한다. 일반적으로 70세까지는 급여가 되나 이식과 연관된 독성 합병증이 많아 신중히 결정해야 한다. 이식 전 고용량의 항암제, 방사선치료가 전처치로 진행되기 때문이다. 젊은 연령층이라도 수행지수가 낮거나, 주요 장기의 기능저하가 있을 때는 이식을 진행하기 어렵다.

이식은 적절한 조혈모세포 기증자가 있어야 한다. 환자의 친형제, 자매, 남매 가운데 HLA 조직형이 일치하는 사람이 있는지를 우선 혈액검사로 검색한다. 이런 경우가 가장 이식성적이 좋기 때문이다. 혈액형은 달라도 상관이 없다. 일치자가 없으면 한국 조혈모세포은행협회를 통한 비혈연이식을 고려하거나 형제간, 부모자식간의 반일치 이식을 진행한다.

4.2.4 중추신경계 예방 치료

진단 시 백혈구 수치가 400,000/mm^3 이상이었던 경우, 고위험군 급성 전골수성 백혈병, 혼합표현형 급성 백혈병, 골수 외 백혈병이 있었던 경우는 중추신경계 백혈병 예방치료를 고려할 수 있다.

4.2.5 관해 후 치료 방법에 따른 예측 재발율과 치료관련 사망률

유럽 백혈병 네트워크에서 관해 후 치료로 공고요법 항암치료, 동종 조혈모세포이식을 시행하였을 때 AML 위험군에 따른 재발율과 치료연관 사망률을 발표하였다. 저위험군에서는 고용량 공고요법, 중등도나 고위험군에서는 동종 조혈모세포이식을 고려하는 근거를 제공하고 있다.

표 4 AML 위험군에 따른 관해 후 치료 성적 비교

위험군	재발 위험도		비재발 사망 위험도
	항암공고요법(%)	조혈모세포이식(%)	
양호	35~40	15~20	10~15
중간	50~55	20~25	≤20~25
불량	70~80	30~40	≤30
매우 불량	>90	40~50	<40

Cornelissen, Nat Pub Gr, 2012

4.2.6 치료 후 MRD 모니터링

AML 각 단계별 치료 후 측정한 MRD는 치료에 대한 반응을 보다 '깊이 있게' 평가할 수 있게 한다. 치료 후 MRD는 진단 시 염색체 이상, 분자유전 이상과 더불어 AML 위험군 예측 모델의 핵심적인 추가 변수로 인정되고 있다. 완전관해 유도 후, 공고요법 후 측정한 MRD가 큰 환자는 이후 재발할 확률이 높고, 무병 생존기간이 짧을 가능성이 크다. MRD 양성 환자의 3년 누적 재발율은 53~82%로, MRD 음성 환자의 6~41%로 비해 상당히 높다. 그래서 유럽 백혈병 네트워크 2017 가이드라인에서는 치료 후 완전관해가 유도된 환자를 MRD-음성군과 양성군으로 따로 구분하는 것의 필요성을 강조하고 있다. MRD 결과에 따라 관해 후 치료 전략을 수정하는 경우도 많다. 일예로 중간 위험군에서 MRD가 음성인 경우 동종 조혈모세포이식을 곧장 시행하지 않을 수 있다.

항암 공고요법, 동종 조혈모세포이식술 등 계획된 치료가 종료되었더라도 이후 정기적으로 MRD 검사를 해야 한다. 일반적인 혈액검사 혹은 골수검사로는 발견하기 어려운 초기 재발 소견을 MRD로 미리 알아낼 수 있기 때문이다. MRD가 없다가 다시 나타나고, 특히 계속적으로 증가하는 경우에는 재발을 강력히 시사한다. 완전관해 이후 MRD의 역동적인 변화를 계속 추적검사할 때 그 결과를 연령과 위험군 분류를 고려하여 해석해야 한다. 고령층이나 고위험군에서는 동일한 변화라 하더라도 재발 혹은 악화의 가능성이 더 높고, 더 빠를 수 있다. 분자 단계에서 재발 시 치료 방향은 AML 아형에 따라 다소 차이가 있을 수 있다. PML-RARα 양성 급성 전골수성 백혈병의 경우는 가급적 조기에 재발 치료를 시작하고, 반면 RUNX1-RUNX1T1 등의 CBF AML, NPM1 변이 AML은 조금 더 추이를 지켜보기도 한다.

CBF AML

RUNX1-RUNX1T1, CBFβ-MYH11 AML에서 고용량 시타라빈 공고요법 후 PCR 검사로 측정한 MRD 감소가 3 log 미만에 불과한 경우는 3년 재발율이 54%로, 더 많이 감소한 경우의 22%에 비해 현저히 높다. KIT 추가 변이를 고려해도 다변수인자분석에서 유일한 재발 예측변수이다. 이후 추적 검사에서 MRD가 음성에서 양성으로 전환되거나, 그 전 수치에 비해 1 log 이상 증가되고, 이후 1달 이내 반복검사로 재확인되었다면 통상 4~5개월 후 재발되는 경우가 많다.

NPM1 변이 AML

첫번째 공고요법 후 측정하는 MRD에 주목하며, 4 log 이상으로 감소 시 조혈모세포이식의 필요성이 줄어든다. 반면 NPM1 변이 감소가 3 log 미만인 경우, NGS 검사상 VAF가 0.02% 이상인 경우 누적재발율이 86%로, MRD 음성의 34%에 비해 매우 높다. 따라서 이 경우는 조혈모세포이식을 적극 고려한다. 다인자분석 시에도 NPM1 MRD 양성이 지속되는 경우는 FLT3-ITD 변이 동반 여부와 상관없이 재발의 유일한 예측변수가 된다.

관해 후 추적 검사 시 NPM1 MRD가 없다가 나타나거나, 1 log 이상 증가할 때 1달 이내 추적 검사에서 재차 확인되었다면 평균 2~4개월 이후 재발될 가능성이 크다. 다른 유전자 변이가 동반되어 있어도 NPM1 MRD 측정의 의미는 존재한다. FLT3-ITD 변이가 동반되어 있더라도 치료 후 NPM1 MRD가 음성이라면 재발율은 높지 않다.

4.3 치료 시 고려사항

4.3.1 감염증

감염증은 급성 백혈병과 연관된 가장 심각한 합병증이며, 사망의 주요 원인이 된다. 철저한 예방 대책에도 불구하고 감염증이 너무 흔하게, 갑작스럽게 초래되고, 집중 감염증 치료에도 불구하고 계속 심해져서 위중해질 수 있는 이유는 호중구 감소증 때문이다. 감소증이 너무 현저하고, 또 그간이 장기간 지속되기 때문이다. T-세포 및 NK-세포의 면역기능 감소도 기여하지만, 호중구감소증이 감염증의 핵심적인 원인이 된다.

감염증 위험도

발병과 동시에 감염증 위험이 수반되며, 항암치료가 시작되면서 그 위험도가 더욱 증가한다. 백혈병에 의해 호중구 생산이 억제되고, 항암치료에 의해 호중구 감소증이 심화되기 때문이다. 완전관해가 오기까지는 호중구가 거의 없기 때문에 1개월 정도 감염증에 대한 위험도가 극도로 높은 상태로 지속이 된다.

AML 상태에 따라 감염증의 위험도의 차이가 있다. 초진 시, 관해유도 항암치료 시, 동종 조혈모세포이식 후 위험도가 높다. 재발 시, 관해가 오지 않은 불응성 백혈병 치료 시 감염증 위험도가 증가한다. 반면 완전관해 상태에서는 감염증의 위험도가 현저히 감소한다. 관해 후 공고요법시에도 감염증의 위험도는 상대적으로 낮다.

고령 환자에서 감염 위험도가 높고, 당뇨나 고혈압 등 기저질환으로 폐, 기관지, 심장 등 주요 장기의 기능 이상이 있는 경우도 감염증에 취약하다. 평소 운동능력이 저하되어 있고, 근육 위축이 있는 경우, 스테로이드 등 면역억제제를 복용하고 있는 경우 역시 감염증 위험도가 높다.

감염증 예방

감염증 예방은 일련의 역격리방침을 중심으로 이루어진다. 보호자 방문을 최대한 줄이고, 특히 열이 있거나, 감염증 증세가 있는 사람은 면회가 제한된다. 환자를 접촉하는 사람들은 마스크 착용, 수시로 손씻기를 의무화한다. 환자 역시 마스크 착용과 손 씻기, 구강 가글 세척을 수시로 시행한다. 식수 및 음식은 끓여 먹는다. 생야채와 과일, 견과류는 피해야 한다. 예방적으로 퀴놀론계 경구 항생제, 플루나졸, 녹사필 등 항진균제가 투여되며, 셉트린은 폐포자충(Pneumocystitis) 감염 예방 목적으로 투여한다.

감염증 증상

증상은 매우 다양하며, 감염증이 어느 부위에 있는가에 따라 다르다. 폐렴, 패혈증이 가장 대표적인 감염증이고, 장관, 부비동, 항문 주위, 요도의 감염증이 뒤를 잇고 있다. 증세를 자세히 이야기 하는 것이 중요하고, 자세한 문진 역시 빠질 수 없는 부분이다. 감염증이 있더라도 발열 이외에 다른 증세가 없는 경우도 드물지 않게 있다. 심지어 복막염이 있더라도 전형적인 증세가 없어 진단이 안되는 경우도 있다. 체온, 청진, 촉진, 시진 등 진찰 소견에 계속 주의를 기울여야 한다.

호중구감소성 열

호중구감소성 열은 호중구감소증 환자에서 체온이 38.3℃ 이상이거나 38.0℃ 이상이 1시간 이상 지속되는 경우로 정의한다. 그러나 호중구감소증 환자에서 열이 난 경우 신속하게 전신상태, 의식 수준, 맥박, 호흡수, 혈압 등의 활력징후를 측정한다. 자세한 병력 청취 및 문진, 진찰을 간과해서는 안된다. 혈액 등 검체 배양검사, 혈청검사, 항체검사를 광범위하게 수행한다. 동시에 항생제 경험적 치료법이 지체없이 시작되어야 한다.

발열 시 진단 검사

혈액검사를 통해 백혈구 수치, 백혈구 분율, 혈소판, 헤모글로빈 수치를 확인한다. 전해질, 화학검사를 병행하며, 호흡곤란 증세가 있거나 혈압 변동이 있을 때는 동맥혈 검사를 시행한다. 활력징후가 불안정할 때는 동맥산소치, 전해질, 소변량, 산염기균형이 제대로 유지되고 있는지 살펴봐야 한다. 세균 배양 검사가 경험적 항생제 투여 전에 즉시 시행되어야 하며, 중심정맥과 말초혈관에서 채혈한 혈액으로 2~3회 연속 시행하며, 필요 시 추가적으로 반복 시행한다. 그 외 객담, 소변, 대변 등 감염증이 의심되는 부위의 가검물을 채취해서 세균배양, 항체검사, 유전자 증폭검사를 실시한다. 뇌막염, 뇌염 의심 시 척추천자 검사가 필수적이며, 관절이 붓고 통증이 수반될 때 관절천자술도 시행한다. 증상 및 경과에 따라 흉부 X-선 검사 등 영

상학적 검사가 병행되어야 하며, CT 혹은 MRI가 필요에 따라 진행된다.

감염증 치료

호중구감소증 시 열이 나면 신속히 진단 과정을 수행하며 동시에 경험적 항생제 치료를 시작한다. 경험적 항생체 치료는 감염증 원인균이 규명되기 전 표준화된 가이드라인 및 의료진의 종합적 판단에 따라 항생제를 사용하는 것이다. 그람 음성균 감염증은 패혈증, 내독소혈증 및 쇼크를 급작스럽게 초래될 수 있어 이 균종에 대한 항생제를 먼저 시작하는 것이 일반적인 원칙이다. 그러나 중심정맥 삽관 부위에 염증 소견이 관찰되는 경우 그람 양성균에 대한 항생제를 우선 고려하는 경우와 같이, 임상 증세 및 처한 상황에 따라 항생제 치료 방침이 조정되기도 한다. AML에서 감염증은 갑자기 나타나고, 진행속도가 매우 빠르며, 항생제 등 광범위한 치료를 시행함에도 불구하고 중증으로 진행할 수가 있다. 호중구감소증이 결정적인 악영향을 미치기 때문이다.

세균 감염증

세균은 감염증의 가장 흔한 원인균이며, 크게 그람 양성균과 음성균으로 구분한다. 그람 양성균은 포도상구균, 장구균이 가장 흔하며, 연쇄상구균의 발생율도 증가하고 있다. 그람 양성균은 구강 및 피부 감염증과 관련이 깊고, 중심정맥과 연관된 감염증의 주된 원인 균주이다. 그람 음성균에는 크레프시엘라균, 대장균, 슈도모나스균, 프로테우스균이 포함되며, 장관, 항문 주위 감염증과 관련성이 깊다. 그람 음성균은 내독소를 분비하여 쇼크, 대사성 산증, 파종성 혈관내응고증, 다장기부전증 등을 유발하여 매우 위중한 상태로 진행될 수 있다.

진균 감염증

진균(곰팡이류) 감염증은 급성 백혈병 환자에서는 자주 접하는 대표적인 감염증이다. 칸디다 알비칸스, 아스페르길루스, 조균, 모균에 의한 조직침습성 감염증이 드물지 않다. 폐렴, 부비동 감염증이 많으나 간, 비장 등 신체 어디라도 침습할 수 있다. 진균감염증은 호중구감소증이 심하고, 장기간 지속될 경우 흔히 오며, 장기간 광범위한 항생제 혹은 스테로이드 투여 시 그 발생빈도가 높아진다. 동종 조혈모세포이식 환자, 진균감염증 과거력이 있는 경우, 완전 비경구 영영공급 시, 당뇨병, 면역억제제 투여 시에 위험도가 올라간다. 항생제 치료 4~7일 후에도 발열이 계속되고, 증세 호전이 없을 때 경험적 항진균제 투여를 고려할수 있다. 특히 임상 증상, 혈청 검사, 조직검사, CT 혹은 MRI 소견에서 진균감염증이 강력히 의심될 때 조속히 항진균제를 투여한다. 항진균제에는 플루코마졸, 포사코나졸, 마이카펀진, 보리코나졸(브이펜드), 카스포펀진(캔시다스), 이트라코나졸, 암

포테리신 등이 있으며 각각의 적응증에 따라 사용한다.

바이러스감염증

거대세포바이러스, 아데노바이러스, 대상포진바이러스, 단순포진 바이러스가 관여하며, 특히 동종 조혈모세포이식 시 흔히 문제가 된다.

감염증 치료 성적

호중구가 감소되어 있는 상태에서 적절하고도 강력한 항생제를 투여하더라도 감염증의 치료 경과 및 결과를 낙관하기는 매우 어렵다. 일반적으로 고령일수록, 항암제 치료강도가 강할수록, AML 초진이나 재발 시, 항암제에 반응이 없을 때 그 경과가 좋지 않다. 중증 기저질환이 있거나, 행동지수가 낮을 때, 침습성 진균 감염증이나 항생제 내성 세균에 의한 감염증일 때 예후가 좋지 않다. 패혈성 쇼크, 다장기부전증으로 이어질 수 있다.

호중구가 회복되더라도 T-세포, B-세포, NK-세포 등 면역기능이 저하되어 있고, 항생제 내성 감염증, 진균감염증이 지속되고 심지어는 악화되기도 한다. 호중구가 회복 되기 전 감염증이 매우 위중하게 진행, 장기 손상이 비가역적으로 초래되어 회복되기가 어려운 경우가 드물지 않다.

4.3.2 백혈구 수혈

백혈구 수혈 효과

호중구 감소증 환자에서 집중적인 감염증 치료를 함에도 불구하고 반응이 없거나 악화될 때 백혈구 수혈을 고려할 수 있다. 일정 기간이 지나면 골수기능 회복으로 호중구 수치가 정상화될 수 있는 가능성이 있는 경우에 한하여 고려될 수 있다. 그러나 백혈구 수혈이 과연 효과가 있는가에 대해서는 아직 전문가 간에도 이견이 있다.

일반적인 헌혈을 통해 백혈구 수혈을 하는 것은 전혀 의미가 없다. 수혈되는 호중구수치가 너무 적기 때문이다. 호중구는 $10^{11}/m^2$ 이상 수혈 시 혈액 내 증가가 관찰된다. 충분한 수의 호중구를 수혈하기 위해서는 헌혈 기준에 적합한 지정 헌혈자에게 헌혈 하루 전 호중구 촉진제 주사와 덱사메타존을 투여한 후 다음 날 혈액분반기를 이용한 성분헌혈로 백혈구를 수집한다. 적혈구나 다른 혈액성분은 다시 헌혈자에게 돌려주는 방식이다. 성분채혈백혈구는 여러가지 제한점 때문에 대한적십자사 혈액원에서는 공급되지 않고 치료중인 의료기관 혈액은행에서 헌혈 및 채집과정이 이루어진다. 이런 방법으로 수집한 $3\sim15\times10^{10}$개의 호중구를 환자에게 수혈한다. 수혈 전 이식편대 숙주반응 예방을 위해 호중구 수혈제제에 방사선 조사를 시행한다. 이 과정이 호중구 기능을 떨어뜨리지는 않는다. 백혈구 수혈 시에도 표준혈액필터를 사용한다. 수혈 후 호중구는 체내에서 7~24시간 정도만 생존한다. 감염증이 있을 때는 소모가 많아 더 단시간 생존한다. 백혈구 수혈 시 보통 1~2일 간격으로 자주 시행하는 배경이 된다.

충분한 수의 호중구를 수혈했더라도 감염증이 심하거나, 동종면역반응이 있는 경우 호중구 증가가 미미하고, 빠른 시간 내 감소한다. 혈액 내 호중구가 상승하지 않는 경우는 감염증 치료가 잘 안되는 경우가 많다. 그러나 수집된 호중구 수, 수혈 후 혈액 내 호중구 증가 폭은 감염증 치료 효과와 절대적으로 비례하는 것은 아니다. 백혈구 수혈로 세균성 패혈증, 원인균 불명 폐렴의 각각 62%, 64%에서 호전이 관찰된다. 침습성 진균감염증에서는 36%에서만 반응을 보인다.

백혈구 헌혈 기준

환자와 혈액형이 일치하는 만 19~59세 사이, 체중 50kg 이상의 건강한 사람이 대상이 된다. 동종면역을 예방하기 위해 환자 기준 8촌 이내 친척은 제외한다. 헌혈자 적합여부 사전 문진 및 검사에 특별한 이상이 없어야 하며, 혈관 상태도 양호해야 한다. 기타 자세한 사항은 대한적십자사 혈액관리본부 홈페이지(www.bloodinfo.net)를 참고한다.

백혈구 수혈 부작용

발열, 오한, 발진, 일시적 저혈압이 있을 수 있다. 5~10%의 환자에서는 수혈 후 수시간 이내에 호흡곤란, 저산소증, 폐침윤 등 호흡기계 증상이 관찰된다. 백혈구 수혈 전 폐렴이 있는 환자는 호흡기계 증상이 더 흔하다. 부작용이 심한 경우는 호중구 수혈을 중지한다.

기증자 부작용

호중구 촉진제 관련 부작용으로 근육통, 관절통, 뼈의 통증, 두통, 피로, 오심, 발열이 있고, 스테로이드에 의해서는 불면증, 속쓰림이 있을 수 있다. 백혈구분반술시 혈관출혈, 저칼슘증, 저혈압 등이 있을 수 있다. 거의 대부분 경미하여 기증자의 98%가 재기증 의사를 밝힐 정도이다.

4.3.3 치료 과정에 따른 수치 변화

세포독성 관해유도요법이 시작되면 백혈구 수치와 백혈병세포의 비율이 점차 감소하게 된다. 초기에는 감소 폭이 완만하다가 치료 시작 3~7일이 지나면 급격하게 떨어진다. 혈액 내 백혈병세포가 빠른 시간 내 보이지 않게 되면 항암제에 잘 반응하는 것으로 간주해서 좋은 성적을 예상하기도 하나 정확한 것은 아니다.

치료 시작 전 호중구가 매우 적은 수치로 존재하나 항암치료가 진행되면서 호중구는 거의 보이지 않게 된다. '최하점(nadir)' 상태라고도 언급하는데, 이 중증 호중구 감소증 상태가 2주 이상 지속되기 때문에 감염 위험도가 극도로 높아지는 이유가 되는 것이다. 이 기간 내

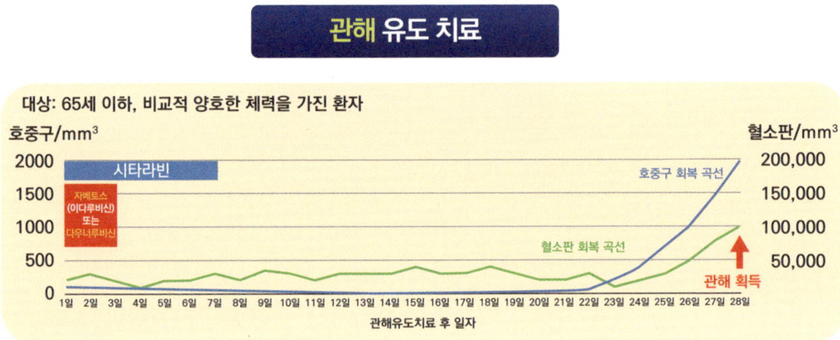

그림 7 표준항암요법으로 관해유도치료를 시행받은 후 호중구 및 혈소판 회복 예

혈액검사 상 호중구 수치가 적은 폭으로 오르고, 내리고를 반복하는 하는 것은 큰 의미가 없다.

경우에 따라서는 7일째 항암주사를 끝내고 3~7일 후에 중간 골수검사를 시행하기도 한다. 이것은 항암치료에 대한 최종 반응을 보기 위한 것이 아니고, 말 그대로 중간 점검이다. 항암 치료로 골수 내 백혈병세포가 잘 제거되고 있는지를 보는 것이다. 만약 치료 전과 비교하여 큰 변화가 없다면 2차 관해유도 치료를 계획한다.

중간 골수검사 후 호중구 회복을 앞당기기 위해 호중구 촉진제(Granulocyte colony-stimuating factor, G-CSF)를 매일 주사한다. 관해유도 치료에 반응이 있다면 항암치료 후 3~4주 정도가 지나면서 호중구 수치가 가파르게 오르기 시작한다. 하루 사이에 2~3배 이상으로 증가하는 경우도 흔하다. 수치 회복 속도는 개인에 따라 차이가 있으며, 혈소판은 호중구보다 통상 몇일 늦게 회복된다. 호중구, 혈소판 수치가 회복되면 골수검사를 통해 완전관해 여부를 확인하게 된다. 이때 골수세포를 대상으로 염색체 및 분자유전 검사, MRD 검사를 같이 시행한다.

1차 치료로 완전관해가 오지 않으면 호중구나 혈소판이 정상 수준으로 회복되고 낮은 수치에 계속 머물게 된다. 드물게는 골수에서 백혈병세포는 잘 제거되었으나, 골수 미세환경이 항암치료로 손상된 경우라든지, 골수형성이상증후군 소견이 있는 경우도 혈액 수치가 정상적으로 회복이 안될 수도 있다. 완전관해가 유도되지 않으면 퇴원하지 않고 이어서 2차 관해유도 치료를 시행하기도 하고, 상황에 따라 일단 퇴원했다가 재입원하여 항암치료를 받기도 한다.

4.3.4 호중구 촉진인자

호중구는 골수, 미세혈관 내 여백 집적소, 혈관 내, 그리고 조직에 분포한다. 골수 내에서 호중구 생성은 3가지 핵심 성장인자 호중구 촉진인자(G-CSF), GM-CSF, IL-3에 의해 조절된다. G-CSF는 유전자재조합 방식에 의해 치료제로 생산 가능해져 항암치료 후에 호중구 회복을 촉진시키기 위해 사용한다. 또한 조혈모세포 기증자에게 호중구 촉진인자를 4~5일간 주사하여 말초혈액에서 조혈모세포를 수집하기도 한다. 이렇게 얻은 조혈모세포를 골수대신 조혈모세포이식에 사용한다.

AML 진단 후 항암 치료가 시작되면 호중구가 급격히 더 감소하게 된다. 호중구 수치가 500~1,000/mm^3 이하가 되면 호중구 촉진제를 투여하기 시작한다. 촉진제 주사 초기에 호중구가 갑자기 증가하는 경우가 있는데, 이것은 벌써 골수에서 생산이 증가된 것이 아니고, 여백 집적소에 있던 호중구가 단순히 떨어져 나오기 때문이다. 2~3일 지나면 호중구는 원래의 낮은 수치가 된다. 이후 G-CSF는 호중구 수치가 회복될 때까지 계속 투여한다.

4.3.5 혈소판 수혈

혈소판 수혈은 혈소판감소증이나 혈소판 기능장애를 가진 환자들에서 출혈을 예방하거나 치료하는 목적으로 시행된다. 미국 임상암학회에서는 혈소판 수치가 10,000/mm^3 미만 시 예방적 혈소판 수혈을 추천하고 있다. 혈액암전문의들은 대부분 출혈은 없으나 불안정한 상태에서는 혈소판 20,000~50,000/mm^3 이하에서 혈소판 수혈을 시행한다. 20,000/mm^3 미만 시에는 특별히 다치지 않더라도 자연적으로 출혈이 될 수 있으며, 중증 출혈 위험도가 3%까지 올라 가기 때문이다. 혈소판 5,000/mm^3 이하에서는 중증 출혈의 위험도가 33%까지 상승한다.

혈소판 소모가 많을 것으로 예상되는 발열, 감염증, 패혈증 시에는 50,000/mm^3 이하라도 혈소판 수혈이 필요한 경우가 있다. 혈소판 기능 이상이 존재하거나 유발 약제 투여 시, 응고인자 결핍증이나 범발성 혈관내 응고증이 동반되어 있을 때도 혈소판 수혈 기준이 상향 조정된다. 수술 혹은 출혈을 동반할 수 있는 침습성 시술 시, 그리고 출혈이 되고 있을 때는 수혈을 통해 혈소판 수치를 50,000~100,000/mm^3으로 유지한다. 망막출혈, 다발성외상, 중추신경계손상 등의 심각한 출혈 증상이 있는 경우에는 혈소판 수치가 100,000/mm^3 이상으로 유지되도록 수혈한다. 그러나 이런 기준과는 별도로 혈소판의 지속적인 감소가 예상되거나 발열, 감염증, 패혈증, 항암치료 등 혈소판 수치나 기능 저하를 초래할 수 있는 상황이 존재할 때는 별도로 혈소판 수혈을 더 고려한다.

보통 1 단위의 혈소판 농축액에는 0.8×10^{11} 정도의 혈소판이 있다. 6~8 유닛의 혈소판 농축액을 수혈한다면 약 $4.8\sim6.4\times10^{11}$개의 혈소판 수혈하는 것이다. 이론적으로는 혈액 mm^3 당 혈소판이 35,000~45,000 정도 증가하는 것을 기대하게 된다. 그러나 실제적으로는 혈소판 수혈로 혈소판 수치가 증가하는 폭은 매번 다르다. AML 치료 시 혈소판 수혈 간격은 평균 2.8일이다.

4.3.6 적혈구 수혈

적혈구 수혈은 빈혈에 의한 증상과 합병증을 미리 예방하거나, 치료할 목적으로 시행한다. 일반적으로 헤모글로빈 수치 7g/dL 이하 시 수혈한다. 그러나 나이, 증상의 경중, 진찰소견, 일상생활 지장 여부, 심폐 기능 장애가 동반되어 있는지를 종합적으로 고려하여 수혈을 결정한다. 헤모글로빈이 7.5g/dL임에도 보행 시 숨이 차면 수혈을 하는 것이 좋겠고, 반면 6.5g/dL 임에도 그 수치가 6개월 이상 지속되었고, 일상생활에 아무 지장이 없다면 굳이 수혈할 필요는 없다.

4.3.7 불임 관련

세포독성 항암치료는 세포주기, DNA 합성이 활발한 세포에 손상을 같이 줄 수 있다. 생식세포, 모근, 장내 점막세포 등이 대표적이다. 그러한 이유로 항암치료 특히 조혈모세포이식 등 고용량 항암치료 시 불임이 될 가능성이 높다. 추후 자녀를 갖기를 원하는 남성의 경우 정자 냉동보관을 항암치료 전에 고려할 수 있다. 그러나 AML 진단이 되었을 때 대부분 조속히 항암제가 투여되어야 하고, 출혈 및 감염의 위험이 있어 실제로 시행되기에는 어려움이 있다. 여성에서는 생식샘자극호르몬-방출호르몬 작용제를 쓰기도 하지만, 그 효과는 아직 분명치 않다. 치료 시 월경과다 예방에 관해서는 효과가 있다. 관해 상태가 유도되었다면 이식 전에 난자 조직 냉동보관을 시행할 수 있다. 그러나 이 경우 백혈병세포가 다시 들어갈 가능성을 완전히 배제할 수 없다.

4.4 완전관해가 오지 않은 상태에서의 두번째 치료

관해가 오지 않은 경우는 세포독성 항암제에 반응이 저조하거나, 감염증 등의 합병증으로 회복을 못하는 경우 등이다. 이 상황에서는 여러가지 불리한 조건에서 치료를 받는다. 완전관해가 오지 않아 수혈을 계속해야 하고, 무엇보다 호중구 감소증이 지속되어 감염증의 위험이 매우 큰 상태에서 세포 독성 항암제를 또 받게 되는 것이다. 운동 및 식사를 제대로 못해 체력과 수행지수가 많이 약해진 것이 문제이고, 정신적으로도 실망감이 크고, 투병의지도 약해지는 경향을 보인다.

일차 관해 유도치료에 어느 정도의 반응이 있었다면 처음 시행했던 7+3 치료를 반복할 수 있고, 그렇지 않은 경우는 조금 더 강력한 구제 병용 항암치료를 시행한다. 동종 조혈모세포이식을 곧장 시행할 수도 있으나, 완전관해가 아닌 상태에서의 이식은 성적이 많이 떨어진다. 염색체, 분자유전이상 결과에 따라 신약 표적치료제를 고려해 볼 수도 있고, 임상시험에 참여할 수도 있다.

4.5 퇴원 시 고려 사항

4.5.1 완전관해 상태에서 퇴원

완전관해가 유도되면 관해 후 치료를 앞두고 일차 퇴원을 하게 된다. 호중구가 정상으로 회복되었기 때문에 감염증의 위험이 줄어든 상태에서 퇴원하는 것이다. 식사가 자유로와져서 익히지 않아도 먹고 마실 수 있으며, 김치, 나물은 물론이고, 신선한 야채, 과일도 충분히 섭취 가능하다. 단백질 섭취량을 늘리며, 일상 활동이 가능해지면서 체력 혹은 근력을 회복할 수 있도록 실내 및 야외 운동을 자신에 맞게 꾸준히 한다. 특히 유산소 운동을 정기적으로 하도록 노력한다. 음주와 흡연은 피해야 한다. 앞으로 받아야 할 치료에 대한 걱정보다는 현재 치료가 잘 되고 있는 것을 자꾸 상기해서 즐겁고 자신 있는 시간들을 보내도록 한다. 몸과 마음의 활력을 회복해서 관해 후 치료에 임한다.

4.5.2 완전관해 상태가 아닌 경우에 퇴원 후 생활

호중구 및 혈소판 수치가 적고, 빈혈이 지속되는 경우가 많아 집에서 안정 가료하는 것이 추천된다. 정기적으로 외래를 방문, 증상 변화에 대해 의료진과 상담하고, 필요한 약제와 수혈을 받도록 한다. 자택에서 발열 혹은 출혈 등의 증상이 생기면 즉시 병원에 연락토록 한다. 음식은 입원 시와 마찬가지로 가급적 익히고 끓여 먹도록 하며, 날야채와 어패류는 피해야 한다. 충분한 수면을 취하고, 가급적 하루에 1.5 리터 이상 물을 먹도록 한다. 단백질 섭취량을 늘리며, 체력 혹은 근력이 저하되지 않도록 가벼운 운동과 산책을 한다. 운동은 가급적 수혈 당일과 이후 2~3일간 하는 것이 안전하다. 음주와 흡연은 절대적으로 피한다. 앞으로의 치료에 대한 걱정보다는 호전될 것이라는 자신감을 가져야 하며, 몸과 마음의 활력을 북돋아 2차 관해 치료에 임한다.

6. AML 치료성적

| 1 | 개요

세포독성 항암요법에 의해 치료 성적은 우선 환자의 연령 그리고 백혈병세포 염색체 및 분자유전이상을 기반으로 한 위험군 분류에 따라 차별화된다. 나이를 볼 때에는 완전관해 유도율은 젊은 층에서는 60~80%이나, 60세 이상 고령 환자에서는 40~60%로 감소한다. 60세 이하의 3년 장기 생존율은 40~60%이나 60세 이상에서는 10~20% 정도이다.

위험군 분류에 따르면 전체 AML 환자에서의 3년 무병생존율은 저위험군에서 55~60%, 중간 위험군 25~30%, 고위험군에서는 10~15% 전후이다. 60세 미만 환자로 국한하였을 때 완전관해 유도율은 저위

표 5 관해 후 치료법 선정을 위한 ELN 위험도와 MRD 복합 평가 체제

치료전 ELN 위험도	2번째 치료후 MRD	이식하지 않은 경우 1~2년 재발율	동종이식 후 비재발성 사망율 위험도
저위험군	양성	40~50%(CBF) 50~60%(NPM1+FLT3-ITD-)	< 20~25%
	음성	10%(CBF) 15~20% (NPM1+FLT3-ITD-)	None
중간위험군	양성	60~75%	< 30%
	음성	20%	< 10%
고위험군	양성	90~100%	< 40~50%
	음성	60%	< 20~25%

험군에서 90%, 중간위험군 75%, 고위험군에서는 35~50%이다. 3년 무병생존율은 저위험군에서 55~60%, 중간위험군 25~30%, 고위험군 10~15%이다. 무병 생존기간은 저위험군에서 평균 4.7년, 중간위험군 0.8년, 고위험군 0.7년이다.
기존 AML 위험군 분류 체계에 MRD 측정 결과를 보충한 포괄적인 위험군 분류 시스템을 운용할 경우 보다 세밀한 예후 예측 시스템을 구축할 가능성이 있다. 하나의 예로 저위험군, 중간 위험군, 고위험군에서 2차례 항암치료 후 측정한 MRD가 음성이라면 재발율은 각각 5%, 20%, 50%로 예상된다. 그러나 MRD가 양성이라면 재발율은 각각 40%, 60%, 100%로 많이 올라가게 된다.

| 2 | AML 완치 개념

치료 종료 후 3년째까지 재발 없이 완전관해 상태를 유지한다면 이후 재발 내지는 사망률은 반 이상으로 감소한다. 그래서 3년이 지나면 "잠재적으로 완치된"(potentially cured) 환자로 평가될 수 있다. 특히 동종 조혈모세포이식술을 받은 상태에서 완전관해 상태가 재발없이 5년 이상 유지되면 완치되었을 가능성이 크다. 그러나 혈액학 분야에서는 완치라는 단어를 잘 사용하지 않고 '장기간 무병 생존(long-term disease-free survival)이라는 개념을 자주 사용한다. 장기간 무병 생존 혹은 완치율은 전체적으로 약 30~40% 정도이며, 60세 이하에서는 40~60%, 60세 이상에서는 20~30% 정도로 볼 수 있다. 그러나 위험군 분류, 약제 반응이 서로 다르기 때문에 완치확률 역시 일률적으로 언급하기 어렵다.

| 3 | AML 아형에 따른 치료성적

3.1 t(8; 21)/RUNX1-RUNX1T1

t(8; 21)(q22; q22)은 AML에서 가장 흔한 염색체 이상 가운데 하나로 AML의 5~12%를 차지한다. 항암제에 반응이 좋아 완전관해 유도율이 높고, 젊은 연령층에서는 3~4차례 고용량 시타라빈 공고요법으로 장기간 생존율을 높일 수 있다. C-KIT 유전자 변이가 동반되어 있거나, 골수 이외 다른 부위에 백혈병이 있는 경우는 예후가 불량하다는 의견도 있다. 대표적인 다기관연구에서는 C-KIT 변이가 동반되어 있는 경우 2년 무재발 생존율은 39.5%로, C-KIT 변이가 없는 경우의 72.8%에 비해 낮았다. C-KIT 변이가 있는 경우 관해 후 치료로 동종조혈모세포이식술이 고려되기도 한다. 그러나 다른 연구에서는 C-KIT 변이 동반 여부에 따른 5년 생존율 차이는 관찰되지 않아 C-KIT 변이의 임상적 의미에 대해서는 앞으로 더 연구가 필요하다. 최근 면역항암 복합제인 '젬투주맙 오조가마이신'을 세포독성 항암제에 추가한 결과 재발율을 더 줄이고 생존율을 높였으며, C-KIT 변이의 좋지 않은 영향을 상쇄시킨다는 보고가 나오고 있다.

3.2 inv(16), t(16; 16)/CBFβ-MYH11

전체 AML의 10~12%에서 관찰되며, 젊은 연령층 환자가 상대적으로 많다. 이 아형 역시 항암제에 반응이 좋아 완전관해 유도율이 높고, 젊은 연령층에서는 3~4차례 고용량 시타라빈 공고요법으로 장기간 생존율을 높일 수 있다. X 혹은 Y 염색체 소실, NRAS 돌연변이가 동반되어 있는 경우는 예후가 좋지 않아 이식을 고려한다.

3.3 t(15; 17)/PML-RARα 급성 전골수성 백혈병(3장 참고)

전체 AML의 5~8%를 차지하며, 중년 환자가 많다. 다른 AML 아형과 달리 초기에 중증 출혈위험성이 매우 높아 대뇌, 폐, 망막 등 주요 장기에 출혈 증상이 생길 수 있다. 혈소판감소증과 더불어 응고인자의 결핍이 동반되는 범발성 혈관내 응고증이 같이 있다. 분화유도체인 베사노이드를 근간으로 하는 치료를 진행한다. 자세한 사항은 급성 전골수성 백혈병 자료를 참조한다.

3.4 CEBPA 이중대립 변이 AML

CEBPA 이중대립변이 AML은 2017 개정 WHO 분류에서 하나의 독립적인 AML 아형으로 인정되었으며, AML의 2~15% 정도를 차지한다. 저위험군에 속하며, 생존율은 65%, 재발율은 30~50% 정도로 보고된다. 그러나 두차례 공고요법후에도 MRD가 없어지지 않거나, 추적 검사 중에 다시 나온 사람은 'MRD-고위험군'으로, 치료성적이 좋지 못하다.

3.5 NPM1 분자유전 변이

NPM1 변이는 전체 AML의 25~30%, 정상 염색체 AML의 45~60%에서 관찰된다. 예후가 비교적 양호해서 3년 무병생존율이 45% 전후이다. 그러나 FLT3-ITD 변이가 동반되고, 특히 FLT3-ITD 대립형질 비율이 높은 경우(≥0.5)에는 성적이 좋지 않다. WT1 변이, ZRSR2 변이가 같이 있는 경우에도 예후가 불량하다.

3.6 11q23(MLL) 이상 AML

11q23 이상 AML은 전체의 5~6%를 차지하며, 약제관련 AML에서 흔히 관찰된다. 범발성 혈관내 응고증, 골수 외 백혈병, 잇몸 침윤 등의 형태로 나타나는 경우가 드물지 않다. t(11; 19)(q23; p13.1) 염색체 이상에서는 예후가 불량하다.

3.7 FLT3-ITD 분자유전 변이

FLT3 수용체 변이는 AML에서 가장 흔한 분자유전 돌연변이 형태로, 전체 AML 환자의 약 30% 정도에서 관찰된다. FLT3-ITD는 25%, FLT3-TKD는 7% 전후이다. FLT3-ITD 변이 AML은 진단 시 백혈수 수치가 높고, 항암제에 내성을 보인다. 결과적으로 조기 재발율이 높고, 장기 생존율이 낮다. 특히 FLT3-ITD 대립형질 비율이 높은 경우

예후가 매우 불량하다.

3.8 DNMT3A 분자유전 변이

임상경과가 별로 좋지 못하다.

3.9 TP53 돌연변이

TP53 돌연변이는 AML의 5~20%에서 관찰되며, 고령층 AML, 치료 관련 AML, 골수형성이상증후군-연관 AML에서 흔하다. TP53 변이는 치료 약제에 내성을 갖는 보이는 경우가 많아 성적이 불량하다.

| 4 | 치료연관 AML, 이차성 AML

이 두가지 타입은 전체 AML의 5~20% 정도를 차지한다. 치료연관 AML은 다른 암으로 알킬화 항암제, 토포이소머라제 항암제를 투여하였거나 혹은 광범위한 부위에 방사선 치료를 받은 과거력이 있는 사람에서 수 년 이후에 AML이 발병한 경우이다. 이차성 AML은 골수형성이상증후군 같은 선행 골수질환이 있던 환자에 발생한 경우를 언급한다. 이 두 경우 다 치료성적이 좋지 않아 생존기간이 평균 10개월 정도이다. 과거력이 전혀 없어 원발성 AML로 진단되었지만, 유전자 변이가 치료연관 혹은 이차성 AML로 나타날 때도 예후가 좋지 않다.

| 5 | 불응성 백혈병 치료

관해유도 항암치료에 반응을 보이지 않는 불응성 백혈병은 전체 AML의 20% 정도가 된다. 항암제에 대한 내성 발현에 기인하며, 고위험군 AML에서 그 확률이 더 크다. 치료 경과가 좋지 않은 경우 대부분이며, 구제 항암요법, 동종 조혈모세포이식술이 시도된다. 신약 사용 혹은 임상 시험 참여를 적극적으로 고려한다.

| 6 | AML 재발 치료

AML은 치료 후 재발율이 높은 대표적인 악성 질환으로, 재발은 AML 치료 실패의 가장 많은 원인이다. 완전관해 상태에서 공고요법 혹은 동종 조혈모세포이식 치료를 완료한 경우라도 초기 6개월~2년 내에 약 60~70%에서 재발한다. AML 완치율이 30~40%에 불과한 결정적인 이유가 된다. 일단 재발이 되면 이후 5년 생존율은 현저히 떨어지게 된다.

완전관해가 유도되었으나 이후 골수 내 미숙세포가 5% 이상으로 다시 증가한 경우 혈액학적 재발로 진단한다. 혈액에 미숙세포가 다시 보이는 경우, 또는 골수외 백혈병이 확인되는 경우도 역시 재발이다. 항암치료로 완전관해가 유도되어도 체내에는 항암제에 내성을 보이는 MRD, 백혈병 줄기세포가 잔존한다. 백혈병 줄기세포는 분자유전 돌연변이의 결과로 인해 생긴 백혈병 발병에 근간이 되는 암세포로 항암제에 대한 내성이 매우 크다. 관해 후 치료에도 남아있는 이런 백혈병 세포군이 환자의 면역체계를 약화시키면서 계속 증가하여 재발로 이어지는 것이다. 고위험군일수록 MRD가 크고, 항암제 내성이 크며, 면역기능이 취약해 재발이 더 많이 되는 이유가 된다.

재발 시에는 CLAG-M, FLAG-Ida, MEC 등의 구제(Salvage) 항암요법, 조혈모세포이식, 표적치료제, 임상시험 등이 시도된다. 구제 항암치료에 의해 2차 완전관해가 오는 경우는 20~60% 사이로, 초기 관해 유도치료에 비해 관해유도율도 낮고, 무엇보다 감염증 등으로 인한 치료관련 사망률이 높다.

표 6 AML 재발 시 예후예측 모델

인자들	점 수
첫번째 완전관해 기간	
≥19개월	0
7~18개월	3
≤6개월	6
진단 시 염색체이상	
t(16;16), inv(16)	0
t(8;21)	3
other	5
재발 시 연령	
≤35세	0
36~45세	1
>45세	2
재발 전 조혈모세포이식	
무	0
유	2

1~6점 사이는 양호예후군, 7~9점은 중간, 10~14점은 고위험군으로 구분(134)

대표적인 예후예측 모델에 의하면 아래 주요 변수를 선택하여 점수화하였을 때 1~6점은 양호예후군, 7~9점은 중간예후군, 그리고 10점 이상은 고위험군으로 분류할 수 있다. 첫번째 관해 유지기간이 길수록 재발 시 치료에 대한 반응이 좋은 것을 알 수 있다. 2번째 완전관해가 다시 올 확률은 양호, 중간, 고위험군에서 각각 85%, 60%, 34%로 볼 수 있다. 1년 생존율은 양호예후군에서 70%, 중간 예후군 46%, 그리고 고위험군에서 16%였다.

동종 조혈모세포이식 후 재발하는 경우 그 이후 경과는 매우 불량하다. 이식 후 재발까지의 기간 등에 따라 치료 성적은 다소간의 차이는 있다. 이식 후에 재발이 빨리된 경우일수록 이후 경과가 좋지 않다. 대표적인 이식 결과를 보면 이식 후 6개월 이내, 6~24개월 사이에, 2~3년, 그리고 3년 이후에 재발한 경우 3년 생존율은 각각 4%, 12%, 26% 그리고 38%였다. 구제항암요법, 기증자 림프구수혈, 2차 조혈모세포이식 등이 상황에 따라 시도된다. 저메틸화요법, 신약 표적치료제, 임상시험약제 등을 시도해 볼 수 있다.

관해가 오면 대부분의 환자에서 조혈모세포이식 가능성을 시행한다. 2차 관해시 동종 조혈모세포이식을 시행할 때 이후 3~5년 장기 생존율은 15~25% 정도로 볼 수 있다. 최근 신약들이 출시되면서 AML 재발 시 치료법이 개선되고 있는 부분들도 주목할만한 사항들이다.

| 7 | 세포독성 항암치료가 불가능한 재발성/불응성 AML 환자 치료

항암치료가 불가능한 재발성/불응성 환자 치료는 질병 진행을 가급적 억제하고, 치료관련 사망률을 줄이는 저용량 항암요법, 지지요법이 근간을 이루었다. 그러나 최근 분자유전 표적치료제 신약이 개발되어 임상에서 쓸 수 있는 저변이 확대되면서 과거와는 다른 치료 접근방법이 제시되고 있다. 아래 AML 신약 부분에서 자세히 다루었다.

| 8 | 연명의료

AML에서의 연명의료는 고형암과는 달리 어려운 점들이 많다. 호스피스 치료는 원칙적으로 수혈요법을 제공하지 않는다. 수혈요법은 혈액학 전문의 및 전문병원에서만 원칙적으로 가능하기 때문이다. 수혈을 받아야 하는 AML 환자가 수혈을 받지 않는 경우 단시간 내에 상황이 악화되고, 일상 삶의 질이 불안정해질 수 있어 호스피스의 원래 취지를 구현하지 못하는 경우가 많기 때문이다. 연명의료계획에 대한 법률적인 사항은 아래 참고란에 기입하였다.(94페이지)

7. AML 신약

| 1 | 개요

그간 AML 치료는 7+3 관해유도요법 등 세포독성 항암치료를 받을 수 있는가('fitness') 혹은 받기 어려운가('unfitness')가 중요한 의학적 결정 사항이었고, 그나마 이런 치료는 고유의 한계가 있어 사망률은 높고, 재발율은 높아 완치에 이르는 경우는 50% 이하였다. 그러나 최근 3년간 미국 FDA에서 8개의 신약이 AML 치료제로 허가를 받았으며, 단독 투여 혹은 기존의 치료법과의 병용치료를 통해 과거에 비해 치료성적이 향상되고 있다.

Midostaurin(RYDAPT, Novartis)은 FLT3-변이 AML에서 관해유도 및 공고 요법 시 기존 세포독성 항암제와 병용요법으로, Gilteritinib(XOSPATA; Astellas Pharma)은 재발성/불응성 FLT-ITD AML 치료에 승인되었다. CPX-351(VYXEOS; Jazz Pharmaceuticals)은 치료연관 AML, 2차 AML

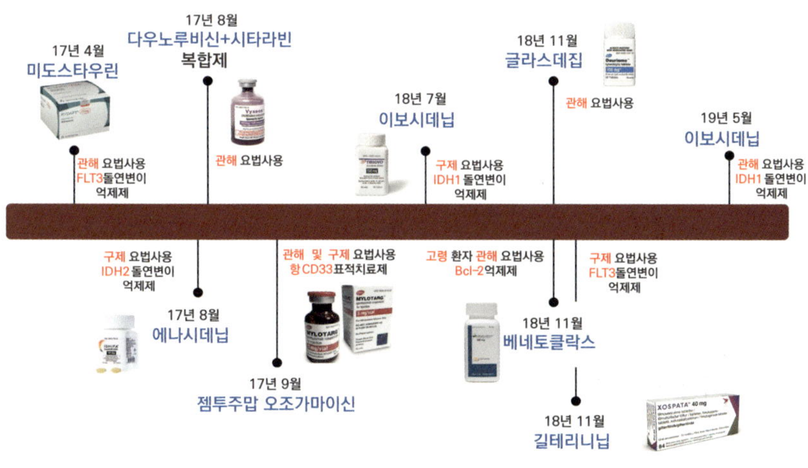

그림 8 급성 골수성 백혈병에서의 신약 개발 개요

에서, Gemtuzumab ozogamicin(MYLOTARG; Pfizer)은 CD33-양성 AML에서 허가되었다. Ivosidenib(TIBSOVO; Agios Pharmaceuticals), Enasidenib(IDHIFA; Celgene Corp)은 각각 재발성/불응성 IDH1, IDH2 변이 AML에서 승인되었다. 75세 이상 혹은 심각한 동반질환으로 세포독성 항암치료가 부적합한 환자에서는 베네토클락스(VENCLEXTA; AbbVie Inc)와 저메틸화치료제 혹은 저용량 시타라빈과의 병용 요법이 치료 승인되었다. Glasdegib(DAURISMO, Pfizer) 역시 저용량 시타라빈과의 병용요법으로 사용된다.

아직 이런 신약들이 게임 체인저가 되기에는 시기 상조이지만, 이전의 치료법에 비해 여러 면에서 의미있는 진전이 이루어지고 있다. 지금까지는 AML이 진단되면 가급적 빠른 시간 내에 세포독성 항암치료를 시작하는 것이 원칙이었으나 분자유전 검사 결과를 확인 후 적응증이 되는 경우에 신약치료를 단독 혹은 기존의 항암치료와 병용하는 옵션이 고려되고 있다. 신약을 통해 AML 치료가 새로운 전기를 맞기 위해서는 추후 환자 특성 및 분자유전 검사결과에 따른 최적의 표적치료 신약 선정, 효과적인 투여 방법, 치료효과 조기 판정 기술, 약제 반응 예측 바이오마커 개발 등이 해결되어야 한다.

| 2 | FLT3 억제제

최근 개발된 FLT3 표적 억제제로는 1세대인 미도스타우린(라이답), 쏘라페닙과 2세대인 퀴자티닙, 크레놀라닙, 길테리티닙(조스파타)가 있다. 미도스타우린은 FLT3-변이 AML 환자에서 기존의 7+3 관해 유도 항암요법 그리고 고용량 시타라빈 공고요법과 병용하는 것으로 FDA 허가되었다. 미도스타우린 추가로 무병생존기간은 15.5개월에서 26.7개월, 생존기간 중앙치는 25.6개월에서 74.7개월로 유의하게 연장되었다. 사망률(22%)과 재발율(21.6%)도 대조군에 비해 감소하였다. 부작용은 부정맥, 피부발진, 빈혈 등으로 비교적 경미하였다. 이 결과는 FLT3-ITD/TKD 변이 유형, FLT3 대립형질 비율(>0.7)에 상관 없이 효과적이었다. 그러나 신약 추가에도 최종적으로는 아직 동종 조혈모세포이식술을 시행해야 한다.

재발 혹은 불응성 FLT3-변이 AML에서는 주로 2세대 FLT3 억제제들이 쓰이고 있다. 길테리티닙(조스파타)은 복합 완전관해율 23%이며, 치료 시작 후 관해까지 평균 3.6개월이 소요되었다. 생존기간 중앙값은 9.3개월로 항암치료의 5.6개월에 비해 유의하게 연장되었다. 독성 부작용 역시 항암요법에 비해 적었다. 퀴자티닙과 길테리티닙은 재발성/불응성 FLT3-변이 AML을 대상으로 FDA 허가되었다.

그러나 FLT3 억제제 개발에도 불구하고, FLT3-변이 AML의 치료성적은 아직 부족한 부분이 있다. 특히 재발 후, 혹은 불응성 상태에서는 2년 생존율이 20%가 되지 않는다. FLT3 억제제에 대한 내성을 극복해야 하는 것이 당면 과제이다.

| 3 | 베네토클락스(벤클렉스타)

BCL-2 분자는 흔히 AML 세포에서 높게 표현되며, 항암제 내성기전에 핵심적인 역할을 한다. 그래서 이 분자에 대한 특이 억제제를 투여할 경우 항암제에 대한 반응을 높일 수 있다.

BCL-2 억제제인 베네토클락스는 세포독성 항암치료가 불가능한 고령층 AML에서 저메틸화치료제와 병용요법으로 쓰인다. 비다자 혹은 다코젠 저메틸화치료제를 단독치료 하였을 경우 복합 완전관해율은 20~30%, 평균 생존기간은 6~10개월이었다. 그러나 베네토클락스를 이 약제들과 병용하였을 때는 복합 완전관해율은 65~75%로 현저히 높아지고, 평균 생존기간도 17.5개월로 늘어났으며, 2년 생존율은 46%에 달했다. 저메틸화치료제 단독치료에 비해 반응 속도도 빨라 70% 정도의 환자에서 평균 2회차 치료만에 복합 완전관해가 유도되었다. 주목할만한 것은 고위험군 환자, 이차성 AML에서도 60% 이상의 높은 반응율을 보였다는 것이다. 이러한 양호한 치료성적에 근거해서 75세 이상 고령층 AML, 혹은 세포독성 항암치료가 불가능한 AML 환자에 베네토클락스에 저메틸화제 혹은 저용량 시타라빈을 병용하는 조건하에서 FDA 승인되었다.

그러나 베네토클락스 병용요법도 한계가 있다. 우선 반응을 유지하기 위해서 치료를 장기간 지속해야한다. 치료를 계속 하더라도 반응기간이 한시적이고 결국엔 재발이 되어 진행한다. 고위험군 경우에는 5~7개월에 불과하다. 치료 기간 중 내성이 생기기 때문이다.

| 4 | 젬투주맙 오조가미신(미엘로탁, GO)

미엘로탁은 칼리치아미신 항암제와 CD33 항체 결합 치료제이다. 새로 진단된 AML, 재발/불응성 고령층 AML에서 세포독성 항암제와 병용 요법으로 2017년 FDA 허가를 받았다. t(8;21), inv(16), t(16;16) 저위험군 AML에서 가장 효과적으로, 장기 무사고 생존율이 20% 이상 증가하였다. C-KIT D816V 변이가 동반되어 있는 경우는 미엘로탁 추가가 재발율을 감소시킬 수 있다. CD33 항원 표현이 높은 일부 중간 위험군에서도 반응이 있다.

| 5 | CPX-351(바이제오스)

CPX-351(VYXEOS)은 시타라빈과 다우너루비신 항암제를 혼합한 리포솜 주사제형으로, 약물노출 시간을 늘려 항백혈병 시너지 효과를 유도한다. 이차성 AML, 치료관련 AML, 고위험군 고령층 환자에 투여했을 때 기존의 항암요법에 비해 완전관해 유도율을 15~20%, 생존기간을 6개월 정도 증가시킨다.

| 6 | 아이보시데닙(팁소보), 에나시데닙(아이드하이파)

IDH1, IDH2 돌연변이는 AML에서 각각 5~15%, 10~15%에서 관찰된다. 각각의 변이에 대해 아이보시데닙(Ivosidenib, TIBSOVO), 에나시데닙(Enasidenib, IDHIFA) 표적치료제가 개발되었다. IDH1 변이 AML에서 Ivosidenib은 전체반응률 41.6%, 완전관해율 21.6%, 생존기간 중앙치 8.8개월의 성적을 보였다. 에나시데닙은 전체반응률 40.3%, 완전관해율 20.6%, 생존기간 평균 9.3개월이었다. 이 결과로 이보시데닙과 에나시데닙은 재발성, 불응성 IDH1-, IDH2-돌연변이 AML 치료로 FDA 허가되었다. 이보시데닙은 또한 항암요법이 어려운 75세 이상의 IDH1 변이 AML 초진환자의 단독치료로도 FDA 사용 허가되었으며 완전관해율은 30%, 생존기간 중앙치는 12.6개월을 보이고 있다. IDH 억제제는 백혈병세포 분화를 유도하여 치료효과를 나타낼 수 있다. 그러나 반대로 10~20%에서 분화유도증후군 부작용이 생겨 발열, 호흡곤란, 다장기 기능이상이 따라 올 수 있다. IDH 변이 AML에서 IDH 표적억제제 사용이 어려운 경우에는 베네토클락스와 저메틸치료제 병용치료가 가능하다.

| 7 | 전망

지난 2년간 8개의 새로운 치료제 승인으로 AML 치료 전략은 빠르게 바뀌고 있으며, 정밀의학 개념으로 진화하고 있다. 여기에는 필수적으로 초진 혹은 재발 시 핵심적인 유전자 돌연변이 검사가 신속히 이루어져야 한다. NGS 검사가 대표적이며, 표적치료제 선정, 예후 예측 및 MRD 검사 등에 폭넓게 이용될 수 있다.

8. 추가 정보

| 1 | 골수(Bone marrow)

백혈구, 적혈구 및 혈소판 등 혈액세포를 만드는 조혈기전은 대부분 골수 내에서 이루어진다. 면역반응에 관여하는 림프구와 자연살세포(NK 세포) 역시 골수와 연관되어 만들어진다. 골수는 머리 끝부터 발끝까지, 뼈 안에 위치하고 있다. 그러나 활발한 조혈기능은 골반뼈, 척추골, 흉골, 늑골, 두개골 등 편평한 뼈에 주로 집중되어 있다.

골수의 구조

골수 내에는 혈관내피세포, 골아세포로 둘러싸인 복잡한 3차원적인 구조의 골수미세환경이 정교하게 조성되어 있다. 골수미세환경은 다양한 세포들과 결체조직으로 이루어지는데, 여기에 조혈모세포가 거처한다.

조혈기전

조혈모세포와 골수미세환경 간의 밀접하고도 복잡한 상호작용을 통해 조혈모세포의 자기재생, 증식, 분화 과정이 정교하게 조절된다. 자기재생은 생명현상에 필수적인 혈액세포 및 면역세포를 일평생 소진없이 만들어 낼 수 있는 핵심적인 조혈기전이다. 여기에 증식과 분

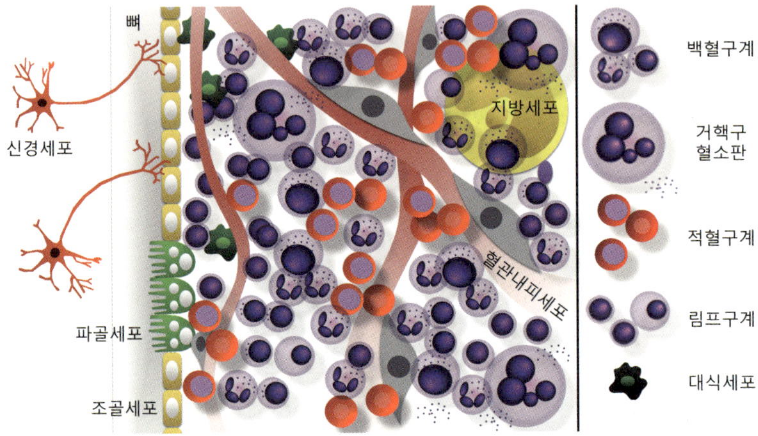

그림 9 골수 내 구조

화 기전이 연계되어 인체에서 필요한 양의 기능적인 혈액세포들을 계속 만들어 내는 것이다.

조혈 기능은 항상 일정하게 이루어지는 것은 아니고, 체내 상황에 따라 실시간으로 적절하게 조절된다. 예를 들면 출혈로 인해 적혈구가 소실될 때 적혈구계 세포 생산이 증가하게 된다. 감염증이 생긴 경우, 여기 대처하기 위해서 호중구계 세포 생산이 빠른 시간 내 급증하게 된다. 감염증이 치료가 되면 백혈구 생산은 신속히 원래 상태로 되돌아간다.

| 2 | 혈액세포

2.1 적혈구

적혈구는 매우 특화된 핵이 없는 원반모양의 세포로, 미토콘드리아, 리보좀이 없어 새로운 단백질을 합성하지 못한다. 적혈구는 세포질 단백질의 95% 이상이 헤모글로빈으로 구성되어 있다. 헤모글로빈은 산소와 결합하여 체내 모든 조직과 세포에 산소를 공급한다. 헤모글로빈은 완전 포화 시 1그램 당 1.39 mL의 산소 결합능이 있다. 생체 활동에 산소는 필수적이므로 적혈구는 생명유지에 결정적인 역할을 담당하고 있다.

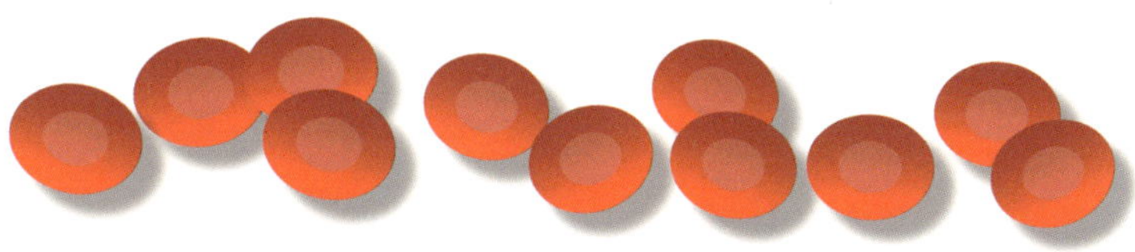

그림 10 적혈구

2.1.1 적혈구 생성

적혈구는 조혈모세포-적혈구 전구세포로부터 만들어지며, 매일 전체 적혈구의 1% 정도인 2×10^{11}개의 새로운 적혈구가 생성되고 제거되어 균형을 맞춘다. 출혈 등으로 적혈구 숫자가 감소하게 되면 신장에서의 산소분압이 감소하고, 적혈구생성 촉진제(Erythropoietin)가 분비되어 골수 내 적혈구생산이 증가하게 된다.

2.1.2 적혈구 수명

인체 내에서 적혈구의 수명은 약 100~120일로 혈관 내에서 총 250 km 정도를 순환한다. 이후 비장, 간에서 제거되며, 헤모글로빈은 재활용된다.

2.2 백혈구

백혈구는 골수구계, 림프구계 세포로 크게 구분된다. 골수구계 세포에는 호중구, 호산구, 호염기구 계열 세포가 있으며, 각각 다양한 분화 상태로 존재한다. 체내 방어기전의 핵심적인 세포인 호중구계 세포는 골수아구, 전골수구, 골수구, 후골수구, 밴드형 호중구, 그리고 분절형(다형핵) 호중구의 순서로 분화 성장한다. AML 치료에서 매우 중요한 의미를 갖는 호중구는 최종 분화 성숙되고, 다양한 고유

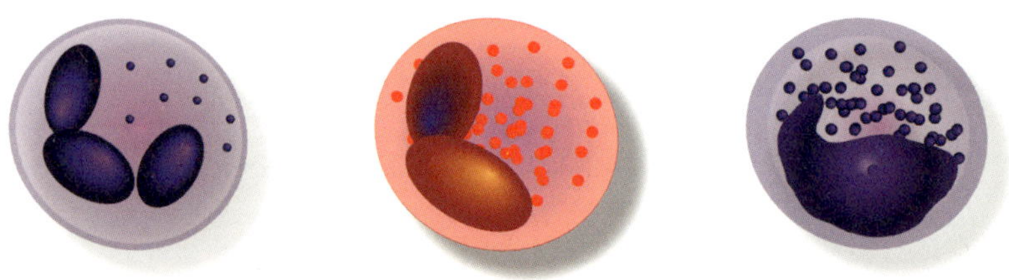

그림 11 백혈구(호중구, 호산구, 호염구)

기능이 완성된 분절형 호중구를 지칭한다(그림).

2.2.1 호중구 생성과 분포

호중구는 철저하게 수요와 공급, 생성과 제거간에 완벽한 균형을 이루고 있다. 정상적으로는 매일 체중 당 $0.85 \sim 1.6 \times 10^9$개의 호중구가 생성된다. 그러나 감염증이 생기면 골수 내에서 호중구계 세포의 생성이 급증하게 되고, 감염 부위로 집중 이동하게 된다. 해당 감염증 부위에 호중구의 방어 역량이 최고도로 활성화하게 된다. 감염증이 치료되면 백혈구 생산은 원래상태로 돌아간다.

호중구는 골수와 말초 집적소에 존재한다. 말초에는 혈액 안에 존재하는 것과 혈관 내피세포 가장자리 변연부에 부착된 것으로 나뉜다. 전체 호중구의 5%만이 혈액 내에 존재하며, 변연부에 존재하는 호중구는 특히 비장에 많다.

2.2.2 호중구 수치 변화

호중구는 호중구 촉진제, 스테로이드 등 약물 투여에 의해서도 증가할 수 있다. 운동, 추위, 열, 수술, 화상, 흡연 등 다양한 상황에서도 변화될 수 있다. 통증이 있거나, 메스껍고 토할 때, 불안, 우울증, 공포감, 공황증, 분노, 극심한 스트레스가 있을 때도 증가할 수 있다. 이런 상황에서는 백혈구 생성이 증가되었다기보다는 혈관 주위 집적장소와 혈액간의 단순 재배치로 혈액 내 수치가 증가하는 것이다.

2.2.3 림프구계 세포

림프구계 세포는 크게 T-세포, B-세포, NK-세포군으로 구분되는데, 각 세포군은 기능적으로 매우 다양한 세포들로 구성되어 있다. B-세포는 항체를 생성하여 체액성 면역에 관여하고, T-세포는 세포매게 면역반응에 관여하며 종양세포나 바이러스에 감염된 세포를 제거한다. NK 세포 역시 종양세포나 바이러스에 감염된 세포를 제거하지만, T-세포와 달리 HLA 항원과 관계 없이 임무를 수행한다.

2.2.4 정상 골수아구와 백혈병세포

정상 골수아구는 골수구계 세포에서 가장 미숙한 형태로, 여러 조건들을 종합적으로 고려하지 않으면 AML 백혈병세포와 감별이 쉽지 않다. 정상 골수아구는 전체 골수세포의 5%를 넘지 않기 때문에 그

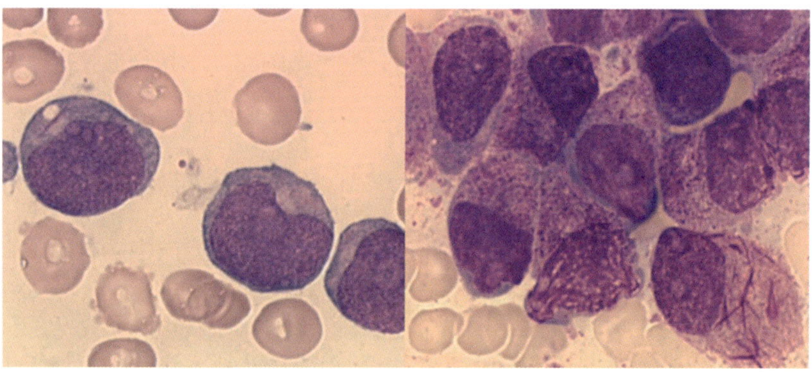

그림 12 백혈병 세포들

이상 시 백혈병세포로 진단할 수 있게 된다. 백혈병세포가 골수검사에서 20% 이상이 되면 WHO 기준에 의해 급성 백혈병으로 진단된다.

2.3 혈소판

혈소판은 지혈기전에 관여하는 핵심적인 혈액세포이다. 세포라기보다는 핵이 없는 세포질 조각이다. 조혈모세포로부터 유래된 거핵구의 세포질에서 1~2μm 직경의 절편으로 유리된 것이다. 하나의 거핵구 당 약 1,000개의 혈소판이 생긴다. 성인에서는 매일 160~280×10^9개의 혈소판이 새로 만들어진다. 출혈로 인해 지혈기전이 활성화될 때에는 이것보다 10~20배나 더 많이 생성된다. 혈소판 생성을 촉진하는 물질은 트롬보포이에틴(thrombopoietin) 등이 있다.

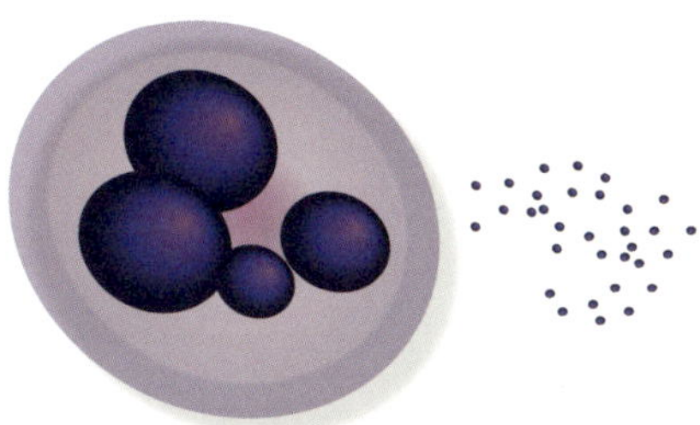

그림 13 거핵구와 혈소판

2.3.1 혈소판 역학

혈소판 수명은 정상적으로는 10일 정도이다. 그러나 혈소판 파괴, 또는 소모가 증가하면 5~7일 정도로 단축된다. 정상인에선의 혈소판 수치는 15만~40만/mm^3 사이이다.

2.3.2 혈소판 구조

혈소판에는 지혈에 관여하는 성분이 치밀소체와 알파 과립 내에 다량 함유되어 있다.

2.3.3 혈소판 기능

혈관 손상 부위에 부착, 응집되는 기능이 있으며, 혈소판 표면에서 응고인자 활성화가 추가되어 지혈을 하게 된다.

2.3.4 혈소판 감소증

혈소판감소증의 원인은 매우 다양하다. 크게 혈소판 생성 감소, 파괴 및 소모 증가, 격리 증가기전으로 구분할 수 있다. 혈소판 생성감소는 급성 백혈병, 골수형성이상증후군, 재생불량빈혈 등 골수질환에 수반되며, 항암제 및 방사선치료로 인한 골수기능 억제로도 유발된다. 소모 및 파괴 증가는 범발성 혈관내 응고증, 면역매개 혈소판감소증과 같은 질환에서 야기된다. 격리 증가의 대표적 예는 간 기능 장애와 맞물린 비장항진증이 있다.

2.3.5 혈소판 감소증 시 해열제 및 진통제 복용

아스피린, 비스테로이드성 소염제는 혈소판 기능을 저하시키기 때문에 혈소판 감소증이 있는 환자에서 해열제 혹은 진통제로 쓰는 것은 주의를 요한다. 아세트아미노펜(타이레놀) 계열의 약제를 해열 목적으로 주로 사용되며, 마약성 제형이 진통제로도 많이 쓰인다.

| 3 | 수혈

3.1 혈소판제제

3.1.1 농축 혈소판(PLT concentrates)

400 mL 혹은 320 mL 헌혈혈액으로부터 제조한 농축혈소판 1 단위에는 각각 5.0×10^{10}개, 4.0×10^{10}개 정도의 혈소판이 포함된다.

3.1.2 성분채혈 혈소판(Apheresis platelets; single donor platelets)

혈액분반기 혈소판성분채집술을 이용해 기증자에서 채집한 혈소판을 수혈하는 것이다. 혈소판 채집에는 1시간 정도 소요되며, 3.0×10^{11}개 이상의 혈소판을 수집한다. 농축혈소판 6단위에 해당하는 양으로 용량은 250 mL 정도이다. 국내에서는 대한적십자사 혈액원에서 공급되는 혈소판 수혈제제의 30% 정도가 성분채혈 혈소판으로 얻은 것으로, 60%인 미국, 거의 100%인 일본의 경우와 차이를 보인다.

3.1.3 혈소판 수혈 시 혈액형

가능하면 동일한 ABO 혈액형이 추천된다. 혈액형이 일치하지않는 경우 혈소판 생존기간이 짧아질 수 있기 때문이다. 또한 농축혈소판에는 혈장이 포함되어 있어 혈액형 불일치 혈소판을 수혈할 경우 드물게 용혈 반응을 초래할 수도 있기 때문이다. 특히 O형 헌혈자로부터 얻은 혈소판을 A형이나 B형 환자에게 수혈할 경우에 용혈반응이 생길 가능성이 상대적으로 높다. 혈소판 수혈 시에는 170~260μm 필터가 부착된 혈소판수혈용 표준수혈셋트를 사용한다.

3.1.4 혈소판 수혈 불응증

혈소판 수혈을 하더라도 반복적으로 혈소판 수치가 증가하지 않는 경우가 있다. 불응성 혈소판감소증이라고 한다. 크게 두가지 원인으로 분류할 수 있다. 하나는 수혈 후 혈소판 수치가 상승하지만, 감염증, 패혈증, 파종성혈관내응고증, 비종대, 약제 등의 원인으로 혈소판 파괴, 소모 및 저류가 증가되어 빠른 시간 내 혈소판 수치가 다시 감소하는 것이다. 두번째는 아예 수혈 후 혈소판 수치가 증가하지 않는 경우다. 혈소판 수혈에 포함된 백혈구 HLA 항원에 동종면역이 생겨 혈소판이 곧장 파괴되어 그 수치가 증가되지 않는 경우이다. 혈소판 수혈 1시간 후에 측정한 교정 혈소판수 증가 폭이 2회 연속 5,000~7,500/mm^3 이하일 경우 진단할 수 있다. 이런 경우에는 HLA 조직적합항원이 맞는 성분채혈 혈소판 수혈 혹은 교차일치 혈소판 수혈을 적극적으로 고려한다. 서구와 달리 아직 우리나라에서는 광범위하게 시행되지 못하고 있다.

3.1.5 백혈구제거 혈소판

발열 수혈반응을 줄이기 위한 목적으로 시행하나, 백혈구 HLA 항원에 의한 동종면역 예방, 거대세포바이러스 감염증 감소, 심장수술 후 다장기부전증 등을 예방하기 위해서도 사용한다. 제거필터를 사용, 잔여백혈구를 5×10^6 이하로 줄여 수혈한다.

3.1.6 방사선 조사 혈소판

조혈모세포이식 혹은 장기이식 환자, 자궁내 수혈 태아, 선천성 면역결핍증, 면역억제제 투여 환자, 친족에게 수혈받는 환자들은 수혈에 의한 이식편대 숙주질환을 예방하기 위해 혈액제제에 25Gy 이상의 방사선조사를 시행, 림프구의 증식을 억제시킨 다음 수혈을 시행한다. 조혈모세포이식 시 모든 수혈은 백혈구제거와 방사선조사를 병행한다.

3.1.7 혈소판 성장인자

트롬보포이에틴은 골수 내 거핵구 증식에 관여하여 혈소판의 생성을 증가시킨다. 엘트롬보펙 등 상품화된 약제는 특발성 혈소판 감소성 자반증이나 재생불량빈혈에서 혈소판 회복을 촉진시킨다. 그러나 급성 골수성 백혈병, 조혈모세포이식에서는 그 효과가 입증되지 않았다. 항체반응까지도 유발하기 때문에 임상에서는 더 검토가 필요하다.

3.2 적혈구 제제

3.2.1 적혈구 농축액

적혈구 농축액은 헌혈로 얻은 전혈로부터 적혈구를 분리한 다음, 혈장을 제거, 혈색소치를 60~90%로 만든 것이다. 혈색소치를 80% 이하로 농축해서 1°~6℃로 보관할 경우 21~42일간 보관 가능하다.

3.2.2 수혈 발열 반응

수혈 시 열이 날 수 있다. 한번 열이 났던 환자는 다음 수혈 시 10~15%에서 또 열이 난다. 수혈을 중단하면 1~2시간 이내 열이 가라 앉는다. 발열을 예방하기 위해 항히스타민 주사를 수혈 전에 맞고, 백혈구제거 혈액제제를 사용한다. 조속히 해열하기 위해서는 타이레놀을 투여한다.

3.2.3 적혈구 수혈에 의한 철과잉

철분은 적혈구 생성에 핵심적으로 필요한 요소이지만 반복적인 적혈구 수혈로 체내에 철분이 축적이 될 때 여러가지 문제점을 야기시킨다. 일반적으로 적혈구 1단위에는 약 200 mg의 철이 함유되어 있어 10~15회 이상 적혈구 수혈을 받게되면 철과잉 상태가 된다. 수혈로 주입된 철분은 몸 밖으로 배출되는 기전이 없어 그대로 체내 장기에 축적이 된다. 간, 심장, 내분비계, 조혈기관이 철분이 쌓이는 주된 장기로 간기능 장애, 부정맥 및 심장 기능 저하, 당뇨 및 호르몬 장애, 조혈기능 저하 등이 있을 수 있다. 철분 축적을 감소시키는 경구용 약제나 주사로 철과잉을 치료할 수 있다.

3.2.4 적혈구 조혈촉진인자(Erythtopoietin; EPO)

재조합 적혈구 조혈촉진인자(Erythtopoietin; EPO)는 적혈구 생성을 촉진시켜 EPO가 부족한 만성 신부전증 혹은 혈중 EPO 수치가 낮은 일부 골수형성이상증후군 환자에서 사용된다. 그러나 AML에서는 EPO 결핍이 아니라 백혈병세포에 의해 적혈구 생성이 억제되기 때문에 EPO 사용은 도움이 되지 않는다.

3.3 동종 조혈모세포이식 시 혈액형 문제

동종조혈모세포이식이 예정된 환자라면 이식 전 가족간의 헌혈은 피하는 것이 좋다. 마이너 HLA 항원에 민감해져 이식거부로 나타날 수 있기 때문이다. 조혈모세포이식 시 기증자-환자간에 혈액형이 같은 필요는 없다. 이식 후 수혈은 다음과 같은 혈액형 조합으로 해야 한다.

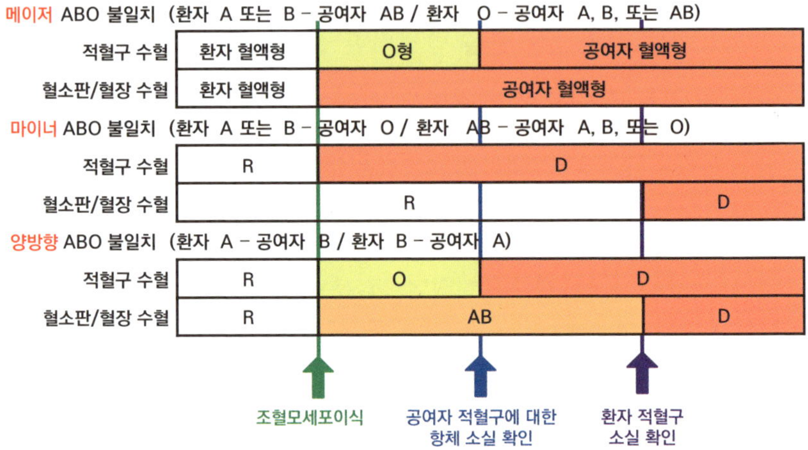

그림 14 조혈모세포이식 전후 ABO 불일치 종류에 따른 수혈 원칙

3.4 호중구감소증

호중구 수치는 전체 백혈구 수치에 호중구 비율을 곱한 것이다. 백혈구가 5,000/mm^3이고, 호중구 비율이 60%라면, 호중구 수치는 3,000/mm^3이 되는 것이다. 호중구감소증은 호중구 수치가 1,500/mm^3 미만일 때를 말한다. 경증은 호중구가 1,000~1,500mm^3, 중등도는 500~999/mm^3, 중증은 호중구가 500/mm^3 미만인 경우를 지칭한다. 감염증의 위험도는 호중구감소증 정도에 따라 역비례하여, 중증 호중구감소증일 경우 감염증의 위험도가 현저히 높아진다.

3.4.1 호중구감소증의 원인

호중구 감소증의 원인은 매우 다양하다. AML 자체에 의해 골수 내 호중구 생산이 감소된 이유가 가장 크다. 백혈병 항암치료에 의해서 호중구 감소증이 더 심화된다. 항암제에 의한 호중구 감소증 유발 빈도는 고형암에서는 10~50%이나, AML에서는 80% 이상 관찰되고, 또 감소기간도 더 길다. 그외 바이러스 및 세균 감염증, 약제, 면역기전 등이 호중구 감소증의 원인이 될 수 있다.

| 5 | 자주 접하는 질문

외래 진료 혹은 병동 회진 시 자주 접하게 되는 질문입니다. 여기에 대한 정확한 답은 환자분의 상태에 따라 서로 다를 수 있습니다. 완전관해 상태, 치료 전 상태, 항암치료 후 호중구가 극도로 감소되었을 때, 조혈모세포이식 후, 재발 시 상태 등이 각각 다를 것입니다. 대략적인 답을 적었지만, 자세한 것은 환자분의 현 상황을 잘 알고 있는 의료진과 상의하시는 것이 최선일 것 같습니다.

1. 이런 것들을 먹어도 되나요?

생선회, 김치, 아이스크림, 생수, 요구르트, 피자, 치킨, 삼겹살/상추, 나물, 젓갈, 곱창, 육회, 냉면, 햄버거, 생선초밥, 프렌치프라이, 비빔밥, 김밥, 떡볶이, 빵, 과자, 우유, 통조림, 튀김, 떡, 낙지, 주꾸미, 조개탕, 삼계탕, 인삼, 산삼, 홍삼 액기스(산삼은 질문 횟수가 많지는 않았습니다), 맥주, 소주 등 실로 다양한 질문을 받습니다.

가장 많은 질문은 생선회와 김치 같았습니다. 우리 국민이 이렇게 생선회를 좋아하시는지는 처음 알았습니다. 우리 나라에는 정말 맛있는 음식이 많다는 것을 새삼 느끼게 되며, 이런 음식들을 자유롭게 드시지 못하는 환자분이 안타깝습니다. 또 덩달아 같이 이런 것들을 피하게 되는 가족들도 안됐습니다. 술을 제외하고는 이런 음식들이 직접적으로 골수, 조혈기관에 영향을 미치지는 않습니다. 그러나 잘못 처리된 음식을 섭취할 때 식중독이나 장염 등이 오면 심하게 앓으실 수 있죠. 패혈증이 오기도 합니다. 또 염분기가 많은 젓갈류 등도 건강상 바람직하지 않습니다.

백혈병 상태에 따라 음식 섭취는 중요한 기준이 있습니다. 관해 상태 등 정상적인 호중구로 회복되었을 때는 음식이나 식수 제한이 많이 완화됩니다. 채소나 과일도 가능하고, 위생적으로 문제가 없는 식품은 드셔도 됩니다. 그러나 치료 전, 치료 후 호중구 감소증 시기, 재발, 조혈모세포이식 후 초기에는 조심해야 합니다. 종류에는 제한이 없되, 반드시 끓이고, 익혀 드시도록 해야 합니다. 단백질 위주의 식단이 좋겠습니다.

2. 비타민을 먹어도 되나요?

이 질문을 많이 하시는 것을 보면 혹시 항간에 암환자가 비타민을 복용하면 좋지 않다는 잘못된 정보가 있지 않나 의심도 듭니다. 비타민의 효용성에 대해서는 이견이 있을 수 있지만, 항암치료 중에 있을 때에나 회복 시에는 그간 정상적인 식이 섭취를 하지 못해서 필수 비타민, 무기물질이 많이 부족한 상태입니다. 균형 잡힌 식단을 짜서 잘 드시는 것이 가장 중요하지만, 의료진과 의논해서 적절한 종합 비타민을 복용하시는 것이 도움이 됩니다. 시중에 출시된 일반적인 비타민 제제가 다 좋으며, 비싼 건강보조제나 고가의 비타민이 더 좋은 것은 아닌 것 같습니다.

3. 여행을 가도 되나요? 해외 여행을 가도 되나요?

호중구, 혈소판 등의 수치가 회복되었다면 단기간 여행이 가능합니다. 해외 여행 역시 가능하나 방문국 사정에 따라 예방 접종 등의 문제가 있을 수 있습니다. 또 정기적으로 혈액 검사 및 투약 조정들을 해야 하므로 장기 해외 여행은 그리 추천하지 않습니다.

4. 운전을 해도 상관 없을까요?

항암치료 중에 있을 때는 피곤, 오심, 구토, 어지러움증이 있을 수 있어 추천하지 않습니다. 마약성 진통제나 신경 안정제를 복용 시에도 운전을 하지 않는 것이 좋습니다. 그러나 완전관해 상태에 있으면서 언급한 종류의 약 복용이 없다면 운전이 가능합니다.

5. 아이를 가질 수 있나요?

간단히 대답하기 어려운 문제입니다. 가능성이 매우 희박하지만 치료 종류와 시간 경과에 따라 달라질 수도 있는 부분이 있어서 해당 의료진과 의논하시기를 추천합니다.

6. 교회에 가도 되나요?

열이나 감염증 증세가 없을 때는 종교활동 참석이 가능합니다. 호중구 감소증이 있을 때는 마스크를 반드시 착용합니다.

7. 수영을 해도 되나요? 대중탕, 사우나에 가도 되나요?

수인성 질병의 문제가 있어서 가급적 피하는 것이 좋다고 생각합니다. 대중탕, 사우나도 마스크 착용이 어려운 부분이 있어 그것보다는 자택에서 뜨겁지 않은 온수로 샤워를 하는 것이 더 바람직 합니다.

8. 검사한다고 왜 이렇게 피를 많이 뽑죠?

초진 시에는 AML 진단적인 측면에서, 최적의 치료방향을 세우기 위해서 매우 광범위한 검사를 해야하기 때문에 많은 양의 채혈이 필요합니다. 치료 중에도 수시로 수혈이 필요하고, 장기 기능이 정상으로 유지되는지 잘 봐야 하고, 전해질 등 필수적인 요소들을 적시에 잘 보충, 교정해야 하기 때문에 빈번한 혈액검사는 없어서는 안될 부분입니다. 발열, 감염증이 있을 때에는 세균 배양을 위해 반복적으로 채혈해야 하고, 염증 소견을 추적하기 위해 혈액검사가 계속 필요합니다. 불필요하게 혈액검사를 하는 경우는 없어서 이 점 이해를 해주시면 좋겠습니다. 채혈을 많이 하더라도 건강에 위해 되는 부분은 없습니다. 나중에 상태가 안정되고 수치가 회복되면 검사를 위한 채혈은 현저히 줄어듭니다.

9. 코로나 백신을 맞아도 되나요?

전세계적으로 백신 접종 경험이 계속 쌓이고 있고, COVID-19 상황도 좀처럼 호전되고 있지 않은 상황에서 원칙적으로 백신 접종은 혈액암 환자분에서도 일반인과 같이 모두 접종 대상입니다. 다만, 환우분들이 처한 상황이 저마다 조금씩 달라 일률적으로 백신 접종을 추천하기는 어려운 부분이 있어 환자분의 상태를 가장 잘 알고 있는 주치의와 의논하는 것이 좋겠다는 원론적인 말씀을 드립니다.

10. 아이가 감기에 걸렸는데 따로 있어야 하나요? 예방주사는요?

아이들은 면역력이 약해 자주 감기에 걸리죠. 그럴 때마다 떨어져 있기도 그러니, 그럴 때에는 아이에게 양해를 구하고 마스크를 착용하면 될 것 같습니다. 몇일 간은 너무 가까운 접촉은 삼가하는 것이 좋을 것 같습니다. 예방주사 문제는 사백신 생백신 여부에 따라, 또 환자 분의 현재 상태에 따라 다를 것 같습니다. 호중구가 낮은 상태나 항암제를 투여 받고 있는 상태, 혹은 조혈모세포이식을 시행 받은 초기 상태에서 아이가 생백신을 맞았다면 일정기간 떨어져 있는 것이 안전할 것 같습니다.

11. 파마, 염색을 해도 되나요?

항암 치료가 모두 종료되고, 혈액수치들이 다 회복되어 안정되면 다 가능합니다.

| 6 | 백혈병 유전성에 관한 관련 기사

관련 기사

2019년 3월 18일 메디칼 월드뉴스, 서울경제 등 각종 매체 기사 "대규모 연구를 통해 백혈병의 유전적 원인이 국내 처음으로 규명됐다"

특정 유전자의 돌연변이가 흔히 동반되는 백혈병은 혈액을 만드는 골수내 조혈 세포에서 생긴 대표적 혈액암으로 최근 환자가 늘어나는 추세다. 중앙암등록본부에 따르면 백혈병으로 진단받은 환자는 2005년 2,335명에서 2015년 3,242명으로 10년 간 약 39%가 늘었다. 현재 다양한 치료법과 약이 개발되고 있지만 치료가 쉽지 않아 전체 생존율은 40% 정도며, 고령 백혈병 환자의 경우는 10%도 되지 않는 상황이다. 세계보건기구(WHO)는 유전자 돌연변이가 백혈병 발생에 가장 중요한 위험인자 겸 예후인자이기 때문에 급성 골수성 백혈병 환자에게 종자계 유전자 돌연변이를 포함한 다양한 유전자 검사 시행을 권고하고 있다. 이런 원인이 되는 유전자는 적게는 수십 개에서 많게는 수백 개가 존재하기 때문에 여러 유전자를 한번에 검사하는 검사법이 필요하다. 최근 차세대염기서열분석법(NGS)를 이용한 검사가 활성화 되면서 유전자 검사의 유용성이 확대되고 있다. 교수팀은 한국인의 골수성 혈액암 환자들을 대상으로 NGS 검사법의 임상적 유용성을 확인하고, 선천성 종자계 유전자 돌연변이와 연관된 백혈병 빈도를 확인했다. 교수팀은

2016년부터 2017년까지 골수성 혈액암 진단을 받은 129명(백혈병 95명)의 환자를 대상으로 NGS를 활용해 유전자를 분석했다. 세브란스병원은 총 216개의 유전자를 분석할 수 있다. 이는 국내 최다 규모다. 여기에는 혈액암을 일으킬 수 있는 선천성 돌연변이 113개의 유전자도 포함돼 있다.

분석결과 골수성 혈액암 진단을 받은 환자 10명 중 1명(8.4~11.6%)에서 판코니 빈혈, 선천성 재생불량성 빈혈, 가족성 혈소판 감소증 등의 원인이 되는 선천성 돌연변이(BRCA2, FANCA 등)가 확인됐다. 돌연변이 유전자는 3세에서부터 72세까지, 소아에서부터 노인에 이르기까지 다양한 연령층에서 발견됐다. 이승태 교수는 "유전자 분석을 통해 일부 유전자의 경우 유방암 등 다른 암의 원인이 되는 돌연변이도 함께 발견돼 포괄적인 유전자 검사를 바탕으로 한 진단이 필요하다"고 말했다. 실제 급성 골수성 백혈병 진단을 받은 한 환자(64, 남)의 경우 첫째 딸이 5년 전 급성 전골수성 백혈병 진단을 받은 가족력이 있어 NGS 검사를 실시한 결과 NBN 종자계 유전자 돌연변이를 가진 보인자로 판명됐다. 다른 가족들을 검사한 결과 첫째 딸에서도 같은 돌연변이가 발견됐고, 아직 암 진단을 받지 않은 둘째 딸도 돌연변이를 가지고 있었다. 하지만 아들에게서는 돌연변이가 발견되지 않았다. 의료진은 돌연변이 유전자를 가지고 있지 않은 아들의 조혈모세포를 이용해 환자에게 동종 조혈모세포를 이식했다. 환자는 현재까지 재발이 없는 상태다. 정준원 교수는 "그간 백혈병의 유전 경향을 중요하게 생각해오지 않았지만, 생각보다 한국인에서 유전성 소인을 가진 백혈병이 높은 것을 데이터로 확인했다"며, "유전성 소인은 부모로부터 물려받는 경우가 많기 때문에 가족 중 혈액암 환자가 발생하고 종자계 유전자 돌연변이가 확인됐다면 백혈병을 포함한 다양한 암의 발병 위험을 확인하기 위해 가족 전체를 대상으로 검사를 진행하고 전문가의 포괄적인 유전상담과 체계적인 암 검진, 예방을 위한 도움을 받아야 한다"고 말했다. 또 "환자 가족에 대한 NGS 검사는 조혈모세포이식을 시행받는 환자 자신에게도 돌연변이가 없는 가족 공여자를 찾아 재발의 위험을 감소시킬 수 있는 이식에서 매우 중요한 검사이다"며, "향후 개인 맞춤형 진료와 예방을 위한 좋은 검사 방법이다"고 덧붙였다. 세브란스병원 혈액종양내과 민유홍, 정준원 교수와 진단검사의학과 최종락, 이승태 교수팀은 백혈병 진단을 받은 환자를 분석한 결과, 약 10%의 환자에서 출생 전 생식세포 시기에 발생하여 태어날 때부터 가지게 되는 유전자 돌연변이 종류인 종자계 유전자 돌연변이(germ line mutation)가 발견됐다고 밝혔다.

| 7 | 연명의료계획 작성

1. 사전연명의료의향서

(1) 19세 이상 성인이 사전연명의료의향서 등록기관에서 작성

(2) 환자는 해당 기관 완화의료센터 협의진료 통해 진행 가능

2. 연명의료계획서 작성

2.1 말기 혹은 임종과정에 있는 사람

2.2 담당의사가 의료기관에서 작성

"말기" 혹은 "임종과정에 있다"는 판단은 담당의사와 해당분야 전문의 1인(강사 혹은 교수) 총 의사 2인이 하며, "말기"라면 의무기록 기재, "임종과정에 있다"라면 임종과정에 있음을 판단하는 서류인 〈임종과정에 있는 환자 판단서〉 작성 필요

3. 연명의료계획 수행

3.1 환자 본인이 의사표시 가능하며, 동의할 경우 〈연명의료계획서〉 작성하거나 〈사전연명의료의향서〉를 미리 작성해둔 경우 재확인하여 〈연명의료중단결정에 대한 환자의사확인서(사전연명의료의향서)〉 작성

3.2 환자 본인이 의사능력이 없는 경우

3.2.1 환자가 의사표시 가능했을 때에, 연명의료에 대한 의향을 표

시한 적 있는 경우: 가족 최소 2인이 환자의 의사표시를 들었어야 하며, 가족 2인의 서명 필요. 이 때 가족관계증명서, 신분증 확인 필요함. 가족이라 함은 배우자, 직계 비속, 직계 존속에 해당하는 성인이며, 이에 해당하는 사람이 없을 경우에는 성인 형제자매 인정 가능.
〈연명의료중단등결정에 대한 환자의사확인서(환자가족진술)〉 작성

3.2.2 환자가 본인의 연명의료에 대한 의향을 전혀 표시한 적 없는 경우: 가족 전원의 합의와 서명, 가족관계증명서, 신분증 확인 필요함. 이 때 가족이라 함은, 배우자 및 1촌 이내 직계 존비속 성인 모두를 뜻함. 이에 해당하는 사람이 없으면 2촌 이내의 직계 존비속 성인까지. 이도 없으면 형제자매 성인:
〈연명의료중단등결정에 대한 친권자 및 환자가족의사 확인서〉 작성

3.3 의료중단등결정 이행. 〈연명의료중단등결정 이행서〉 작성

고령
급성 골수성 백혈병

YONSEI UNIVERSITY

02

CHAPTER

1. 고령 급성 골수성 백혈병 치료 개요 – 치료가 어려운 이유

AML은 어떤 의미에서 고령층 질환이다. 진단 시 평균 연령이 65~68세이고, 고령화될수록 AML 발생이 증가하기 때문이다. 일반적으로는 60~65세 이상을 고령 AML로 언급하고 있다. 고령층 AML에서의 치료성적은 좋지가 않다. 초기 치료 시 완전관해 유도율은 40~60%로, 60세 이하의 60~80%에 비해 낮다. 재발율도 높아 고령층에서 장기 생존 가능성은 5~10%이며, 평균 생존기간은 10개월 정도이다. 75세 이상에서는 더욱 좋지 않다.

고령 AML 치료 성적이 좋지 않은 이유는 체력, 신체 수행지수가 저하되어 있고, 면역기능이 떨어져 있기 때문이다. 당뇨, 고혈압, 동맥경화 등 기저질환에 따른 주요 장기 기능 저하도 문제이다. 이런 이유로 세포독성 항암치료 시 독성 부작용이 많고, 감염증으로 인한 사망률도 젊은 층에 비해 높다. 관해가 유도되더라도 관해 후 치료, 조혈모세포이식술을 제대로 받기 어렵고, 암 염색체, 분자유전 이상이 고위험군인 경우가 많아, 항암제 내성율이 높고, 재발이 많다. 치료에 잘 반응하지 않는 치료연관 백혈병, 골수형성이상증후군-관련 AML이 고령층에 많은 것도 성적이 좋지 않은 배경이 된다.

2. 저메틸화치료제

고령 AML 환자 중 세포독성 항암치료를 받을 수 있는 경우는 많지 않다. 시행하더라도 치료 효과는 낮고, 독성 부작용이 생길 확률은 높다. 이런 이유로 저강도 치료가 주로 사용되며, 대표적으로 데시타빈, 아자시티딘, 과데시타빈 등의 저메틸화 치료제가 있다. 저메틸화 치료제는 암억제유전자를 활성화시켜 암세포를 제거하는 목적으로 사용되며, 65세 이상에서 보험급여가 된다.

다코젠은 5일 연속으로 1시간 동안 정맥주사, 비다자는 7일 연속 또는 5+2일 피하 혹은 10분간 정맥주사한다. 두 약제 모두 4주마다 반복 주사 치료한다. 통상 첫번째 치료는 입원해서 시행하고, 이후에는 상황에 따라 통원하면서 외래 주사가 가능하다. 최초 반응까지 평균 3~4개월 치료가 필요하기 때문에 저메틸화요법은 최소 4개월까지는 시행하도록 한다. 치료에 대한 반응여부는 혈액검사 및 골수검사로 판정하며, 반응이 있으면 4주마다 주사치료를 계속해야 한다. 치료를 중단하면 다시 나빠지기 때문이다. 오히려 반응이 처음에 있다가 소실될 때, 재발 혹은 진행될 때는 치료를 중단한다. 이러한 상황에서는 저메틸화치료를 계속하더라도 나빠지는 임상 경과를 막을 수는 없기 때문이다.

2.1 저메틸화치료제 부작용

매스꺼움, 구토, 피로감, 두통, 식욕부진, 부종, 변비, 어지러움증, 위통증, 구강 건조증, 불면증 등이 있고 호중구 감소증, 혈소판 감소증이 심화된다. 비다자에서 오심 및 구토가 조금 더 심하고, 피하주사 부위의 통증 및 발적이 있을 수 있다.

2.2 저메틸화치료 성적

저메틸화치료는 세포독성 항암치료에 비해 상대적으로 독성 부작용이 적다. 치료 시작 1개월 이내 사망률은 8% 이하로 세포 독성 항암요법의 25~30%에 비해 낮다. 저메틸화요법 시행 시 완전관해율은 20~30%이다. 완전관해는 아니더라도 치료 전에 비해 호전이 있는 경우를 다 포함하는 개념인 전체 빈응율은 40~45% 근처이다. 생존기간 중앙치는 8~10개월, 3년 생존율은 10% 전후로 본다. 현재로서는 저메틸화치료에 대한 반응을 미리 예측하기는 어렵다.

3. 베네토클락스(벤클렉스타)

BCL-2 단백질은 항암제 내성 발현과 관계가 깊으며, AML에서 낮은 완전관해율과 높은 재발율을 보이는 중요한 원인 중 하나이다. 베네토클락스는 바로 이 BCL-2를 억제하는 경구용 약제이다. 베네토클락스는 75세 이상의 초진 AML 환자, 그리고 세포독성 항암요법을 받기 어려운 환자를 대상으로, 저메틸화치료제 혹은 저용량 시타라빈과의 병용요법 조건으로 2017년 미국 FDA 허가를 받았다.

3.1 베네토클락스와 저메틸화치료제 병용 치료

베네토클락스와 저메틸화치료제 병용요법은 1달간 치료를 1주기로 하며, 4주마다 반복 치료한다. 첫번째 치료는 입원 치료를 원칙으로 한다. 베네토클락스는 28일간 매일 경구 복용하는데 같이 복용하는 약에 따라 감량 투여하기도 한다. 용량 감량에도 치료 효과가 유지되는지는 추후 살펴 봐야하나, 최근 보고까지는 큰 차이가 없다. 아자시티딘 주사는 처음 7일간 정맥 혹은 피하 주사한다. 데시타빈은 5일간 정맥 주사치료 한다.

1차 치료 후 호중구가 500/mm^3 미만, 혈소판이 25,000/mm^3 미만이면 수치가 회복될 때까지 최대 2주간 약제 투여를 연기할 수 있다. 이때 골수 내 미숙세포가 5% 이하이면 호중구 회복을 앞당기기 위해 호중구 촉진제를 쓸 수 있다. 병용치료로 골수 내 백혈병세포는 잘 제거되었지만, 호중구 감소증이 지속되는 경우에는 베네토클락스 복용기간을 1~3주 단축시킬 수 있다. 저메틸화치료제 역시 2차 치료 이후 호중구 감소증, 골수가능 저하가 지속될 때는 감량이 가능하다.

3.2 병용치료 부작용

저메틸화치료제를 같이 쓰기 때문에 기본적으로 부작용이 겹치게 된다. 오심, 구토, 피로감, 두통, 식욕부진, 부종, 변비, 위통, 어지러움증, 구강 건조증, 불면증 등이 있을 수 있으나 환자에 따라 정도가 다양하다. 대부분은 경미해서 관련된 조치를 취하면 호전되며, 고령의 체력조건이 떨어지는 환자에서도 감당할만하다. 치료 초기에 종양용해증후군이 초래될 수 있다. 항암제 투여로 급격히 암세포가 파괴되면서 전해질 이상과 함께 신기능 저하, 부정맥 등이 오는 것이다. 예방을 위해 첫번째 치료주기에 한해서 3~4일에 걸쳐 베네토클락스 용량을 단계적으로 올린다. AML 자체에 의한 호중구감소증, 혈소판감소증, 빈혈이 베네토클락스 병용요법에 의해 일시적으로 심화될 수 있다. 혈소판, 적혈구 수혈 등 적절한 지지요법과 철저한 감염증 대책을 운영하게 된다.

3.3 감염증 대책

호중구 감소증 시 감염증 예방은 각 기관의 감염관리 지침을 따른다. 발열 혹은 감염증이 생겼을 때는 항생제, 항진균제를 상황에 따라 조속하게 투여한다. 감염증은 40~50%에서 관찰된다. 치료 1달 이내 사망률은 3%로 기존의 세포독성 항암치료에 비해서 매우 낮다. 진균감염증 빈도도 8~10%로 상대적으로 낮다. 그러나 호중구 감소증 기간이 긴 경우, 과거력상 중증 진균 감염증이 있었던 경우, 베네토클락스 병용치료에 반응이 없는 경우, 재발이나 불응증으로 치료하는 경우는 진균감염증 발생율이 더 높아진다.

3.4 베네토클락스 병용요법 치료성적

베네토클락스 병용요법의 장점 가운데 하나는 저메틸화치료제 단독 투여에 비해 빠른 시간 내 반응이 온다는 것이다. 반응이 있는 경우는 통상 1~2차 치료로 관해가 온다. 일찍 반응이 온다는 것은 수혈도 적게 하고, 호중구 감소증으로 인한 감염증 위험 기간이 단축된다는 것을 의미한다. 또 여건이 되는 경우 조혈모세포이식도 빠른 시간 내 시행할 수 있다. 치료반응율도 높아 저메틸화치료제 단독 투여 시 복합 완전관해율은 20~30%인 것에 비해 베네토클락스 병용요법 시에는 65~75%로 상당히 높다. 치료를 계속할 경우 반응을 보인 환자들의 반응 유지 기간은 평균 18개월이었다. 생존기간은 18~40개월로 다코젠이나 비다자 단독치료군의 8~10개월에 비해 의미있게 연장되

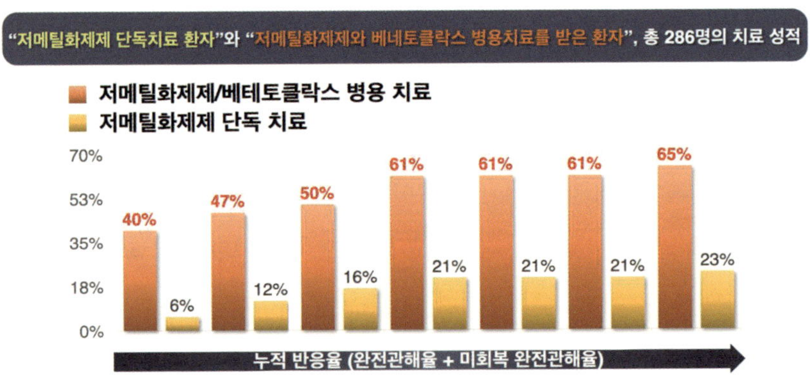

그림 15 고령 급성 골수성 백혈병 환자의 최신 치료법 성적: 누적 반응율

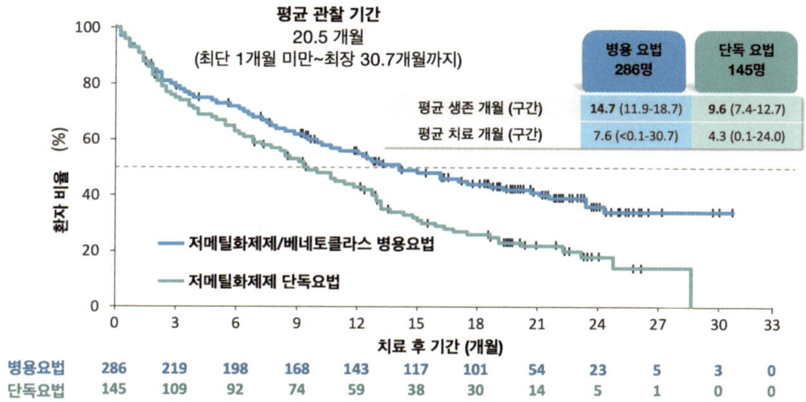

그림 16 고령 급성 골수성 백혈병 환자의 최신 치료법 성적: 생존율

었다. NPM1, IDH 등 특정 유전자 돌연변이에서는 더 반응율이 높아 무재발 생존기간은 2년 이상이었다.

위험군으로 나누어 볼 때 저위험군, 중등도위험군에서는 병용치료로 각각 65~75%, 40~65%에서 복합 완전관해가 왔다. 고위험군에서도 20~40% 환자에서 반응을 보였다는 것은 고무적인 치료성적이다. 고위험군인 경우 반응 지속기간은 평균 7~8개월이지만, 세포독성 항암치료나 저메틸화 단독치료에 비해서는 향상된 성적이다. 재발 혹은 불응성 AML 환자의 경우에도 30~60%정도에서 복합 완전관해율을 보였다.

종합해 볼 때 항암제 투여가 어려운 고령 AML에서 베네토클락스 병용요법이 추천될 수 있으며, 보다 젊은 연령층에서도 집중 항암치료가 어렵거나 고위험군 환자인 경우 고려해 볼 수 있을 것으로 생각된다.

3.5 반응 이후 치료

베네토클락스 병용치료로 관해가 왔더라도 치료는 계속해야 한다. 병용치료를 중단하면 대부분 상황이 다시 나빠지기 때문이다. 관해 후 치료는 병용치료를 매달 지속하는 것과 고용량 항암요법, 동종 조혈모세포이식을 시행하는 것으로 나눌 수 있다.

반응이 있는 환자의 경우, 병용치료를 지속할 때 반응 기간을 18개월 전후로 유지할 수 있고, 생존기간은 평균 18~40개월로 볼 수 있다. 치료효과가 더 길게 가지 못하는 이유는 약제에 내성이 생기기 때문이다. 비급여 치료 항목이기 때문에 비용적인 면에서 부담이 커 중간에 중지하는 경우도 많다. 베네토클락스 병용요법을 일정기간 시행 후 저메틸화치료제를 단독 투여하는 것은 현재 급여 인정되고 있지 않다. 약제 내성이 생기거나 투여를 중단했을 때 경과는 다시 나빠진다. 병용치료를 계속하다가 재발이나 AML 진행, 혹은 독성 부작용이 클 때에는 투여의 의미가 없어 중지한다. 베네토클락스 병용요법을 받은 환자의 약 10%는 이후 동종 조혈모세포이식을 시행받았다. 이식을 시행 받은 환자의 40%는 이식 후 2년 이상 관해상태를 유지하는 결과를 나타내었다. 이것은 처음에 비록 항암요법도 받을만한 상황이 안되었으나, 병용요법으로 관해가 유도된 다음에는 전반적으로 전신 상태가 회복되어 조혈모세포이식, 세포독성 항암치료까지도 받을 수 있다는 것을 시사한다. 그런 의미에서 베네토클락스와 저메틸화치료제 병용치료는 조혈모세포이식으로 가기 전의 '가교'(bridging) 치료로서의 역할이 매우 중요하다 하겠다.

4. 기타 표적치료제 신약

현 시점에서는 염색체, 분자유전검사 결과가 나오려면 짧게는 수일에서 길게는 수주까지 걸리기 때문에 표적치료제의 적응증이 되는지를 빨리 알기는 어렵다. 또한 실제적으로 임상에서 쓸 수 있는 신약의 수가 많지 않고, 경제적인 부담도 매우 과중한 상황이다. 표적치료 신약을 쓰더라도 현재까지는 기존 치료에 비해 성적이 향상된다는 것이지 완치율에 있어 근본적인 변화가 오는 것은 아니다. 앞으로 많은 분자유전이상을 한꺼번에, 빠른 속도로 판독할 수 있게 되고, 동시에 사용 가능한 표적치료 신약 옵션이 많아지며, 기존 치료제와의 효과적인 병용치료법이 더 개발된다면 AML 치료의 새로운 장이 열릴 것으로 기대할 수 있다.

5. 임상시험

AML 분자유전연구가 깊이있게 진행되면서 표적치료 신약들이 개발되고 있다. 그러나 이런 신약들이 기존의 치료법과 비교하여 효과가 좋은 게임 체인저가 될 것인지, 안전성을 확보할 수 있을 지는 반드시 임상시험을 거쳐야 판단할 수 있다. 현재의 AML 치료법은 재발이 많고, 고령 환자에게 적용하기 어려운 점 등 치료성적에 한계가 있어, 적응증이 되는 경우 임상시험에 참여하는 것을 긍정적으로 고려할 수 있다. 임상시험은 환자의 안전 및 기밀 보호에 가장 큰 중점을 두고 있다

6. 결론

베네토클락스-저메틸화요법 병용치료는 고령의 AML에서 세포독성 항암치료가 어려운 경우 우선적으로 고려될 수 있다. 고위험군, 재발한 경우, 항암제에 듣지 않는 불응성 AML, 치료-관련 AML, 조혈모세포 이식 후 재발한 경우에도 기존 세포독성 항암요법의 치료효과가 매우 좋지 않기 때문에 이 병용요법이 대안으로 고려될 수 있다. 고령층 AML 환자의 주된 치료제인 다코젠 혹은 비다자 단독 치료와 비교할 때에도 병용치료의 성적이 더 좋기 때문에 우선적으로 검토될 수 있는 치료법으로 생각된다.

그러나 몇가지 문제점도 공존하고 있다. 먼저 반응이 좋더라도 여러가지 이유로 치료를 중단하면 상황이 다시 나빠지는 것이 일반적인 경과이다. 매달 치료를 계속할 때에 비용적인 측면에서 부담도 크다. 베네토클락스 병용요법을 처음에 시행하다가 이후 저메틸화치료제

를 단독으로 변경 투여하는 것에 대해서는 아직 임상 성적도 없고, 또 보험도 되지 않는다. 추가적으로 병용요법을 지속적으로 쓸 때 중간에 약제 내성이 생기는 문제도 앞으로 해결해야 할 문제이다. 결론적으로 베네토클락스-저메틸화치료제 병용요법만으로는 완치를 기대하기 어렵다.

이런 사항들을 고려하면 베네토클락스-저메틸화치료제 병용요법은 궁극적인 치료를 앞에 둔 '가교'(bridging) 치료로서의 의미를 부여하면 좋을 것 같다. 저위험군 환자에서는 병용치료 후 완전관해가 오면 전신 상태를 보아 고용량 시타라빈 공고요법을 시행할 수 있을 것이다. 고위험군, 중등도 위험군에서는 병용요법으로 완전관해가 오면 전신 상태 및 기증자 확보 여부를 따져 보아 동종 조혈모세포이식을 추진할 수 있을 것이다. 물론 항암요법, 조혈모세포이식을 시행할 수 없지만 베네토클락스 병용요법을 계속하면서 삶의 질을 유지하고, 가능한 한 긴 생존기간을 지내고 싶은 일부 환자에서는 치료 목표에 부합할 수 있다.

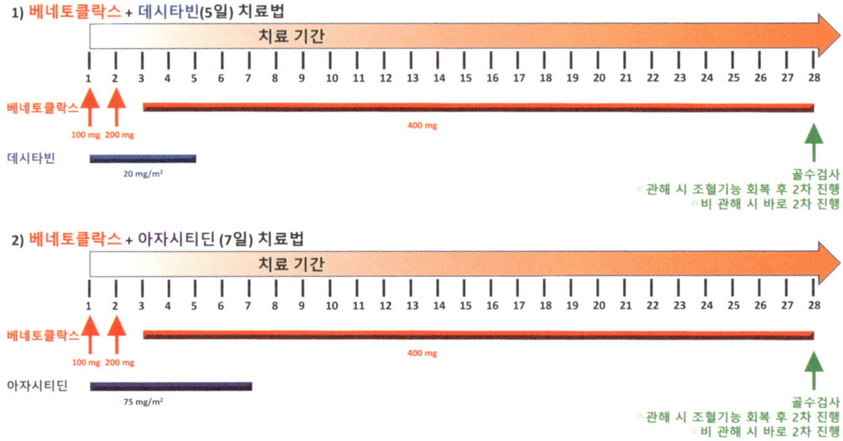

그림 17 베네토클락스 병용 항암요법 스케쥴

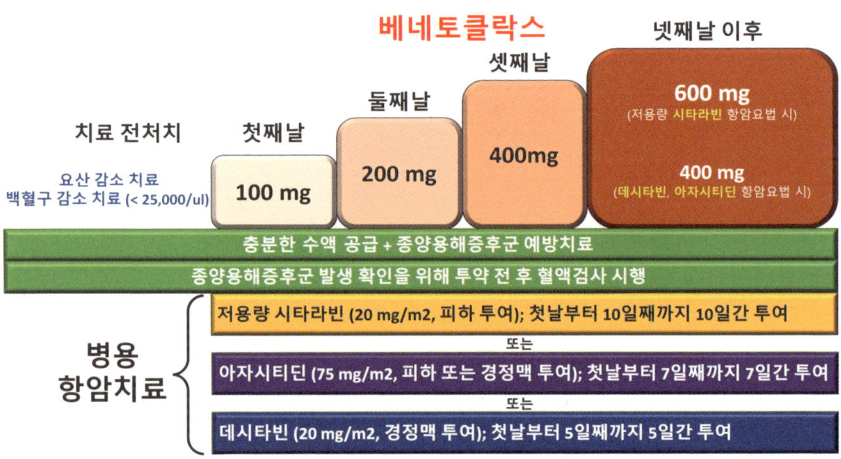

그림 18 베네토클락스 병용 항암요법 용량 및 고려 사항

급성 전골수성 백혈병

YONSEI UNIVERSITY

03

CHAPTER

1. 개요

급성 전골수성 백혈병(acute promyelocytic leukemia; APL)은 급성 골수성 백혈병의 한 종류로 15번과 17번 염색체 간의 균형전위와 이에 따른 PML-RARα 융합 암유전자가 특징적으로 관찰된다. 전체 AML의 10% 정도를 차지하며, 고령층에서 많이 발병하는 일반적인 AML과는 달리 평균연령이 45세 전후로 상대적으로 젊다. 항암제에 대한 반응이 좋고, 재발이 적어 완치율이 높으나, 치료 초기 출혈 및 감염증으로 인한 조기사망 위험성이 적지 않다. 베사노이드(all-trans retinoic acid; ATRA, tretinoin)라는 비타민 유도체에 트리세녹스 혹은 세포독성 항암제를 추가하여 완치를 기대할 수 있는 대표적인 악성 혈액질환이다.

2. 진단

혈액 및 골수 검사, 유세포분석검사로 APL을 의심, 진단할 수 있으며, PML-RARα 융합 암유전자 검사로 확진할 수 있다. 염색체 검사로 t(15;17) 균형전위 소견을 알 수 있다.

3. 증상

| 1 | 출혈

APL은 다른 AML 유형에 비해서 특별히 중증 출혈의 위험성이 크다. 혈소판 감소증뿐만 아니라 응고장애까지 겹쳐 있기 때문이다. APL 백혈병세포가 응고유발인자를 분비하여 소모성 응고장애, 피브린용해 복합 응고병증을 유발하기 때문이다. 결과적으로 뇌출혈, 폐출혈, 혈뇨 등 주요 장기에 중증 출혈 증세가 있을 수 있고, 심한 경우 사망에 이를 수 있다. 출혈 위험성은 발병, 진단시부터 치료 시작 후 10~14일까지가 제일 높다.

| 2 | 감염증

백혈구에는 여러 종류가 있는데 이 중 호중구가 감염증 대항에 핵심적인 역할을 담당하고 있다. APL로 인한 생산 감소로 호중구 감소증이 초래되면 세균, 바이러스, 진균에 의해 폐렴, 패혈증, 장염 등 중증 감염증이 갑자기 생길 수 있다. 정상인과 달리 이러한 감염증은 급성 백혈병 환자에서는 치명적일 수도 있다.

4. 위험군 분류

진단 시 백혈구 및 혈소판 수치에 따라 APL 환자를 저위험군, 중간

위험군, 고위험군으로 분류할 수 있다. 저위험군은 진단 시 혈액 내 백혈구 수치 10,000/mm^3 이하이면서 혈소판 40,000/mm^3 이상, 중등도 위험군은 백혈구 10,000/mm^3 이하면서 혈소판40,000/mm^3 이하, 고위험군은 백혈구 10,000/mm^3 이상인 경우로 정의한다. 고위험군은 중증 출혈 등 경과가 가장 불안정하고, 재발율도 10-20%로 상대적으로 높아 장기생존율이 70~80%로 다른 위험군에 비해서 낮다. 반면 저위험군, 중간 위험군에서의 재발율은 10% 이하이며, 장기생존율은 90% 이상으로 고위험군에 비해 상당히 높다. 따라서 APL에서는 위험군 분류에 따라 예후를 예측할 수 있고, 치료 방침을 결정한다.

5. 의심환자에서의 초기 치료

APL이 의심되는 환자는 확진되기 전이라도 출혈에 의한 조기 사망을 줄이기 위해 응급치료 개념의 수혈치료와 지지요법 그리고 무엇보다 베사노이드 복용을 우선 시행한다. 그러면서 PML-RARα 융합 유전자 유무를 가급적 빨리 확인한다. 베사노이드 치료 시작 이후 검사 결과에서 PML-RARα 유전자가 없으면 그 때 베사노이드를 끊으면 된다. 고위험군에서는 시타라빈 주사 혹은 하이드록시유리아 경구 항암제로 백혈병세포 수를 감소시키기도 한다. 혈소판, 신선동결혈장, 피브리노겐/동결침전제를 필요에 따라 수혈한다. 베사노이드 투여가 응고병증을 치료하는데 도움을 줄 수 있다. 초기에 혈관으로 투여되는 수혈 및 수액 제재의 양이 많기 때문에 폐 부종이 오지 않도록 체내 유입량과 배출량의 균형을 맞춘다.

6. 확진 후 치료

APL에서는 백혈병세포를 분화시켜 제거하는 효과가 있는 베사노이드가 치료의 근간이 된다. 베사노이드에 트리세녹스 주사 혹은 안트라시클린, 시타라빈 항암제를 위험군 분류에 맞추어 추가하여 투여한다. 병용 치료를 통해 백혈병세포 제거를 증가시켜 재발율을 감소시키고, 분화증후군이라는 치료와 연관된 합병증을 줄일 수 있다.

치료의 일차적인 목표는 '완전관해'를 유도하여 골수의 조혈기능을 회복, 호중구, 혈소판 수치가 정상으로 되게 하는 것이다. 그 다음 목표는 공고요법으로 완전관해 후에도 체내에 남아있는 잔여 백혈병세포를 더 근본적으로 제거하는 것이다. 이 두 가지 개념의 치료가 모두 성공적으로 진행되어야 완치를 기대할 수 있다.

| 1 | 저위험군, 중간위험군

저위험군, 중간위험군 치료는 트리세녹스+베사노이드(TV) 혹은 세포독성 항암제+베사노이드(CV) 병용요법이 쓰이고 있다. 최근의 임상 결과들을 볼 때 TV 요법이 CV 요법에 비해 치료효과와 안전성 면에 있어서 더 우수해서 저위험군, 중간위험군 APL의 우선적인 치료법으로 권고되고 있다. 항암치료를 받기 어려운 고령 고위험군 환자나 기저질환이 심한 경우도 TV 요법이 먼저 고려될 수 있다. 그러나 아직 국내에서는 일차치료로는 보험이 안되고 있는 실정이다.

저위험군, 중간위험군에서 TV 요법은 완전관해 유도율 95% 이상, 장기 생존율 90% 이상으로 매우 좋은 치료효과를 보인다. 재발율은 2% 정도밖에 되지 않는다. 추후 자가 조혈모세포이식을 받아야 할 필요성이 많이 없어지는 것이다. 부작용 역시 CV 요법에 비해 적다. 골수억제 효과가 상대적으로 경미하여 호중구 감소증이 덜하고, 결과적으로 조기 사망과 중증 감염증이 생길 확률이 상대적으로 낮다. 관해 후 공고요법시는 입원을 하지 않고 통원하면서 외래에서 주사치료도 가능하다. TV 요법에서는 간 효소치가 증가, 심전도 상 QT_C 연장 등 심독성이 있을 수 있다. 그러나 이 부작용들은 대체로 심하지 않고, 일시적으로 투약을 감량, 중지한다든지 보조치료를 함으로써 대부분 해결된다.

저위험군, 중간위험군에서 CV 요법도 성적이 나쁘지 않다. 90% 이상에서 완전관해가 오고, 장기 생존율도 90% 이상이다. 약제 비용도 상대적으로 적다. 그러나 세포독성 항암제가 사용되므로 탈모나 구강, 장 점막 손상이 따라오고, 메스꺼움, 구토, 식욕부진도 TV 요법에 비해 심한 편이다. 골수억제 및 호중구 감소증도 TV 요법에 비해 심해 감염증의 위험성이 더 크다. 관해유도요법시는 물론 공고요법

시에도 입원 치료를 요한다. 재발율은 15% 정도에 근접하여 TV 요법군에 비해 많이 높다. 투여한 세포독성 항암제 때문에 나중에 이차성 골수성백혈병이 생길 확률도 있다. CV 요법으로 치료한 환자 가운데 재발한 경우는 TV 요법으로 치료한다는 것은 여러가지를 시사한다.

| 2 | 고위험군

전체 APL 중 30%는 고위험군 환자이다. 고위험군에서는 주로 CV 요법이 사용되나, TV 요법에 항체치료제인 미엘로탁(gemtuzumab ozogamicin, GO) 혹은 세포독성 항암제를 추가하여 투여하기도 한다. 지금까지의 결과로는 TV 요법을 토대로 한 치료가 CV 요법에 비해 상대적으로 재발율이 적었고(2% vs 14%), 50개월 무병 생존율(97% vs 82%)은 길었다. 그러나 50개월 전체 생존율은 CV 요법과 차이가 없었다(99% vs 92%). 감염증 위험성이 높은 경우에는 TV 요법으로 가는 것이 좋겠고, 반면 진단 시 백혈병세포 수치가 너무 높은 경우에는 CV 요법으로 가는 것이 적절해 보인다.

7. 관해유도 및 관해 후 치료의 실제적인 사항들

｜1｜ CV 요법(세포독성 항암제와 베사노이드 병용 요법)

1.1 관해유도치료

Modified AIDA 라는 복합 항앙요법이 대표적이다. 베사노이드를 하루 2번 완전관해시까지 계속 복용하고, 이다루비신(자베도스, 자벨) 항암제는 이틀 간격으로 총 4일 정맥주사한다. 70세 이상에서는 3일만 주사 투여한다. 베사노이드는 20세 미만의 환자에서는 감량해서 투여한다. CV 요법에 반응이 있는 경우 완전관해는 치료 시작 후 평균 40일 전후로 관찰된다.

관해유도
이다루비신 12mg/m^2/d D2, 4, 6, 8(>70세는 D2, 4, 6) 베사노이드 45mg/m^2/d 경구약 D1-관해시까지

Modified AIDA 요법			1일	2일	3일	4일	5일	6일	7일	8일	9일	10일	이후 (완전관해시까지)
베사노이드	2회/일	경구약											
이다루비신 (자벨)	1회/일	주사약											

1.1.1 치료 부작용

두통, 입술 주위 염증, 피부건조증, 간기능 저하, 뼈의 압통, 고칼슘혈증, 고지혈증이 있을 수 있다. 증세가 심하면 감량해서 투여하거나 일시 중지할 수 있다.

백혈구 증다증 및 분화증후군

베사노이드 투여 후 15~40% 환자에서는 백혈구 수치가 증가할 수 있다. 진단 시 백혈구가 5,000/mm^3 이상인 경우에서 더 흔히 관찰된다. 백혈구가 증가하면서 분화증후군이 동반될 수 있다. 분화증후군이란 베사노이드 치료에 의해 백혈병세포가 분화하면서 싸이토카인, 케모카인등을 분비해서 초래되는 병적 상황이다. 열이 나고, 호흡이 가빠지며, 흉부 X-선 사진 상 폐침윤 소견이 보인다. 늑막 혹은 심낭에 물이 차는 증세가 생길 수 있다. 체중 증가, 부종, 저혈압이 오고, 심한 경우 호흡곤란, 신부전증, 의식 변화가 초래될 수 있다. 분화증후군이 의심되면 덱사메타존을 정맥주사하며 치료하며, 백혈구가 너무 많이 증가할 때는 이다루비신 혹은 미엘로탁 항암제 주사를 투여하기도 한다. 필요에 따라서는 베사노이드, 트리세녹스를 일시 중단한다.

위대뇌종양(가짜 대뇌종양)

오해하기 쉬운 의학용어로, 실제 뇌종양은 없지만 심한 두통, 오심 및 구토, 유두부종(망막부종으로 시력저하), 망막출혈, 시력변화 중 하나라도 있을 때 그렇게 진단한다. 진통제, 이뇨제, 스테로이드 투여로 호전되며, 경우에 따라서 베사노이드 치료를 일시 중단할 수 있다.

세포독성 항암제 부작용

모든 항암제에는 피할 수 없는 고유한 부작용이 있다. 그러나 개인에 따라, 그리고 항암제 종류 및 투여 용량에 따라 정도의 차이를 보인다. 안트라시클린 계열 항암제의 부작용은 두통, 탈모, 피부 발진, 구역, 구토, 설사, 구내염, 위장관 점막 손상, 심장독성 등이 있다. 시타라빈 항암제의 부작용은 구역, 구토, 식욕부진, 설사, 구내염, 위장관 점막 손상, 구내염, 피부 발진 등이 있다. 고용량을 투여할 때는 신경독성으로 어지러움증, 의식 저하, 보행 및 발음 장애, 안구진탕이 발생할 수 있다. 결막염 소견도 동반된다. 항암제는 공통적으로 골수억제를 수반하여 백혈병으로 인한 백혈구, 적혈구, 혈소판 감소증이 더 심화될 수 있다.

1.1.2 치료 반응 판정

혈소판 수혈 없이도 혈소판 수치가 오르고, 이어 호중구 수치가 회복되기 시작하면 완전관해가 유도되고 있는 것으로 기대할 수 있다. 이때 혈액 및 골수 검사를 통해 완전관해 유도여부를 판정할 수 있다. 혈액학적 완전관해의 기준은 혈액 내 호중구 및 혈소판 수치가 각각 1,000/mm^3, 100,000/mm^3 이상이고 골수에서 미숙세포는 5% 미만인 경우이다. 염색체 완전관해일 때는 t(15;17) 전위 염색체이상이 보이지 않게 된다.

분자유전 관해

APL에서 분자유전 관해는 매우 중요한 개념이다. 혈액학적 완전관해가 유도되었더라도 PML-RARα 융합 암유전자가 마저 소실되어야 한다. 측정가능 잔존 병(Measurable residual disease; MRD)의 크기는 PCR 유전자증폭검사를 통해 정량적으로 측정한 PML-RARα 결과로 언급한다. 혈액학적 완전관해가 온 후 공고요법을 시행해서 PML-RARα MRD를 음성으로 만드는 것이 APL 치료의 분명한 목표이다.

1.2 관해 후 치료

완전관해가 유도되면 Modified AIDA 프로토콜에 따라 공고요법을 3회 시행한다. 위험군 분류에 따라 항암제 종류 및 용량을 달리하며, 60세 이상의 고령층에서는 한번만 공고요법을 시행하는 경우도 많다. 공고요법이 다 끝난 후 베사노이도와 경구용 항암제를 같이 1~2년간 경구 투여하는 유지요법을 하기도 한다. 입원하지 않고 외래에서 시행하며, 그 효과에 대해서는 이론이 있으나, 고위험군, MRD가 남아있는 경우에는 유지요법이 추천된다. 초기치료로 TV 요법을 시행한 경우는 유지요법을 하지 않는 경향이다.

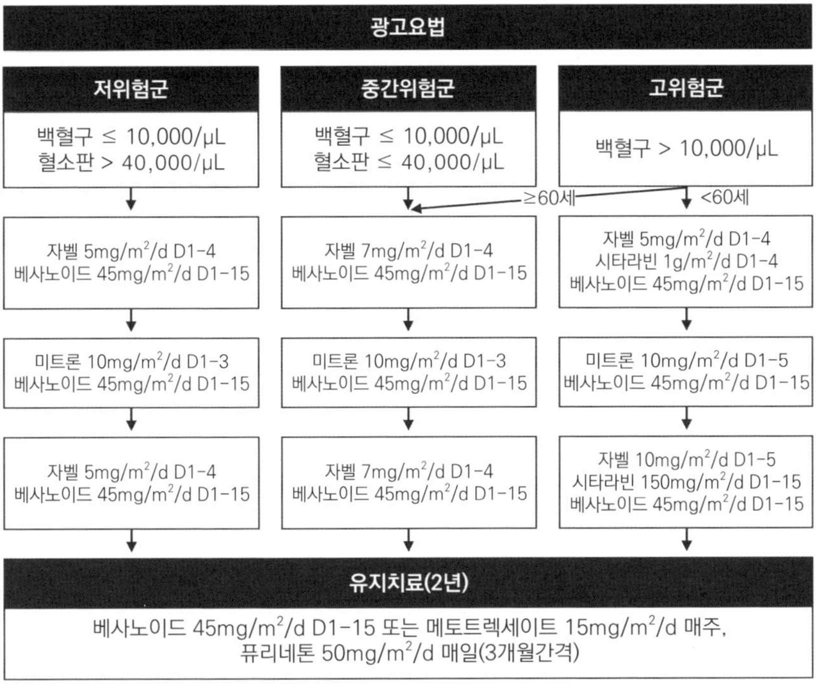

저/중간위험군 mAIDA 공고요법(2, 4차)			1일	2일	3일	4일	5일	6일	7일	8일	~15일
베사노이드	2회/일	경구약									
자베도스 (자벨)	1회/일	주사약									

* 저휘험군은 자벨 용량 5mg/m^2, 중간위험군은 자벨 용량 7mg/m^2

고위험군 mAIDA 공고요법(2, 4차)			1일	2일	3일	4일	5일	6일	7일	8일	~15일
베사노이드	2회/일	경구약									
자베도스 (자벨)	1회/일	주사약									
시타라빈	1회/일	주사약									

* 자벨 용량 5mg/m^2, 시타라빈 용량 5mg/m^2
** 60세 이상의 고위험군 환자는 중간위험군 환자와 동일하게 치료.

저/중간위험군 mAIDA 공고요법(2, 4차)			1일	2일	3일	4일	5일	6일	7일	8일	~15일
베사노이드	2회/일	경구약									
미트론	1회/일	주사약				**	**				

* 미트론 용량 10mg/m²

** 미트론 4일차, 5일차는 고위험군 환자에서만 투약

1.3 MRD 추적 검사

1차 공고요법과 3차 공고요법 후 시행하는 PML-RARα MRD 검사 결과는 향후 재발 가능성을 예측하게 해준다. MRD가 남아 있는 경우는 수개월 이내 재발될 가능성이 높아 계속 주의를 기울이면서 추적검사를 한다. 초기 2년간은 매 3개월 정도마다 MRD 검사를 시행하며, 고위험군, 고령의 환자, 공고요법을 충분히 시행하지 못한 경우는 더 자주 측정한다. 검사는 최소 5년까지 시행한다.

초기에는 MRD가 검출이 안되었으나, 경과 관찰 중 다시 나타나고, 증가하는 경우 재발로 진단하게 되며 다시 베사노이드 병용 항암치료를 시작한다. APL은 혈액 및 골수 검사에서 재발 소견이 없더라도 PML-RARα 분자 재발만 확인되면 치료를 시작하는 대표적인 혈액암이다. 분자 재발 후 모든 예에서 조기에 혈액, 골수 재발이 뒤따라 오기 때문이다.

| 2 | TV 요법(베사노이드와 트리세녹스 병용 요법)

2.1 관해유도치료

베사노이드와 트리세녹스를 병용 투여한다. 베사노이드는 하루 2번 경구 복용, 트리세녹스는 매일 1시간씩 정맥 주사한다. 치료는 완전관해가 올 때까지 지속하며, 최대 60일까지 사용한다. TV 요법에 반응이 있으면 완전관해시까지 평균 5주 정도 소요된다.

관해유도
트리세녹스 0.15mg/kg/d D1-관해시까지(최대 60일) 베사노이드 45mg/m^2/d PO D1-관해시까지

TV 요법			1일	2일	3일	4일	5일	6일	7일	8일	9일	10일	이후 (완전관해시까지)
베사노이드	2회/일	경구약											
트리세녹스	1회/일	주사약											

2.1.1 치료 부작용

간독성이 있으며, 피부 색소변화도 관찰될 수 있다. 심장 부정맥이 생길 확률이 있다. 증상이 없더라도 조기 발견을 위해 일주일에 최소 2회 이상 심전도를 찍어 QTc 간격이라는 것을 측정한다. QTc 간격 연장은 TV 치료군 15%에서 관찰된다. 이 수치의 현저한 연장이 있으면 용량을 줄이거나 일시 중단하고, 칼륨, 마그네슘 등을 보충한다. 경우에 따라서는 심실빈맥으로 이어져 위중하게 될 수도 있다. 상황이 호전되면 트리세녹스 투여를 재개한다.

치료반응 판정

CV 요법과 동일하다.

분자유전 관해

CV 요법과 동일하다.

2.2 관해 후 치료

공고요법으로 트리세녹스는 일주일에 5일씩, 4주간 투여한다. 이런 치료를 격월로 반복해서 총 4번을 시행한다. 베사노이드 복용은 7개월간 계속하되, 매월 처음 2주간만 투여한다. TV 요법에서 공고치료가 종료되면 이후 유지요법은 보통 시행하지 않는다.

공고요법(격달로 총 4회)
트리세녹스 0.15mg/kg/d 주5일(월~금) 총 4주(홀수달 또는 짝수달) 베사노이드 45mg/m^2/d PO D1~14(짝수달 또는 홀수달)

TV 공고요법			1주	2주	3주	4주	5주	6주	7주	8주	9주 이후 (1주~8주 반복+4회)
베사노이드	2회/일	경구약					■	■			
트리세녹스	1회/일	주사약	■	■	■	■					■

2.3 MRD 추적 검사

CV 요법과 동일하다.

8. APL 재발치료

혈액, 골수 재발 소견 유무에 상관 없이 분자 재발 소견이 있으면 재발로 진단하여 치료를 시작한다. 중증 출혈, 백혈구증다증, 분화증후군 발병 가능성을 줄이고, 치료효과를 높일 수 있기 때문이다. 처음에 CV 치료를 받은 환자가 재발하면 대부분 TV 치료를 시행한다. 이 경우 90%의 환자에서 2차 관해가 유도된다. 처음에 TV 치료를 받았던 환자에서 재발하면 CV 치료를 고려한다. 그러나 TV 치료로 완전관해가 온 다음 2년 후에 재발한 경우는 처음 받았던 TV 치료를 반복할 수도 있다. TV 나 CV 치료에 미엘로탁 복합항체 치료를 추가할 수 있다. 재발 치료는 PML-RARα 유전자가 검출이 안되는 분자 관해까지 진행해야 한다. 그렇게 되면 그 다음에 자가조혈모세포이식을 시행하는 것이 일반적인 순서이다. 재발 치료 후 MRD가 음성으로 전환되지 않으면 동종조혈모세포이식을 시행할 수 있다. 이 경우 동종 이식과 연관된 사망률은 30%로 자가이식의 2%와 비교해서 훨씬 높다.

관해유도
트리세녹스 0.15mg/kg/d D1-관해시까지(최대 60일) 베사노이드 45mg/m^2/d PO D1-관해시까지

↓

공고요법(격달로 총 4회)
트리세녹스 0.15mg/kg/d 주5일(월~금) 총 4주(홀수달 또는 짝수달) 베사노이드 45mg/m^2/d PO D1~14(짝수달 또는 홀수달)

9. 골수외 재발

APL 재발 시 5~10% 정도에서는 골수 이외의 장기에서 백혈병세포 침투가 발견된다. 뇌, 척수가 대표적이다. 최초 치료 시 고위험군 환자, 분화증후군 혹은 뇌출혈 소견이 있었던 환자에서 골수 외 백혈병 재발 확률이 높다. 완전관해 시 척수강 내 항암제 주사로 중추신경계 재발 예방적 치료를 하기도 한다. 최초 TV 요법을 시행한 환자군은 예방적 치료를 많이 하지 않는다. 중추신경계 백혈병은 요추천자를 통한 척수강 내 항암제 주사로 치료한다. 경우에 따라서는 방사선치료를 병행하기도 한다.

10. 자가 조혈모세포이식

2차 완전관해상태에서 PML-RARα 유전자가 검출이 되지 않으면 G-CSF 호중구 촉진제를 4~5일간 투여해서 환자 자신의 혈액 조혈모세포를 수집한다. 이식일정까지 조혈모세포를 냉동 보관한다. 이식 시에는 골수제거성 고용량 항암치료를 먼저 시행하여 체내 잔존하는 백혈병세포를 더 완전히 제거한다. 이어 냉동 보관한 자가 조혈모세포를 급속 해동하여 환자 자신에 정맥 주입하는 방식으로 이식을 시행한다. 2차 완전관해 시에 시행한 자가 조혈모세포이식의 3년 생존율은 80%로, 이식하지 않은 경우의 60%에 비해 현저히 높다. 2차 관해 후 장기간의 TV 공고요법을 완료한 환자는 재발 시 중추신경계 재발이 없었다면 자가 조혈모세포이식을 하지 않고 면밀히 경과를 관찰할 수도 있다.

참고문헌

중앙암등록본부. 국가암등록사업 연례 보고서(2019년 암등록통계), 보건복지부 2022

Abaza Y, Kantarjian H, Garcia-Manero G, et al. Long-term outcome of acute promyelocytic leukemia treated with all-trans-retinoic acid, arsenic trioxide, and gemtuzumab. Blood 2017; 129: 1275-83.

Abdel-Wahab O, Levine RL. Mutations in epigenetic modifiers in the pathogenesis and therapy of acute myeloid leukemia. Blood 2013;121:3563-72.

Appelbaum FR, Kopecky KJ, Tallman MS, et al. The clinical spectrum of adult acute myeloid leukaemia associated with core binding factor translocations. Br J Haematol 2006;135:165-73.

Arber DA, Orazi A, Hasserjian R, et al. The 2016 revision to the World Health Organization classification of myeloid neoplasms and acute leukemia. Blood 2016;127:2391-405.

Armand P, Kim HT, Logan BR, et al. Validation and refinement of the disease risk index for allogeneic stem cell transplantation. Blood 2014;123:3664-71.

Avvisati G, Lo-Coco F, Paoloni FP, et al. AIDA 0493 protocol for newly diagnosed acute promyelocytic leukemia: very long-term results and role of maintenance. Blood 2011;117:4716-25.

Bloomfield CD, Lawrence D, Byrd JC, et al. Frequency of prolonged remission duration after high-dose cytarabine intensification in acute myeloid leukemia varies by cytogenetic subtype. Cancer Res 1998;58:417-9.

Bornhäuser M, Kienast J, Trenschel R, et al. Reduced-intensity conditioning versus standard conditioning before allogeneic haemopoietic cell transplantation in patients with acute myeloid leukaemia in first complete remission: a prospective, open-label randomised phase 3 trial. Lancet Oncol 2012;13:1035-44.

Borthakur G, Cortes JE, Estey EE, et al. Gemtuzumab ozogamicin with fludarabine, cytarabine, and granulocyte colony stimulating factor(FLAG-GO) as front-line regimen in patients with core binding factor acute myelogenous leukemia. Am J Hematol 2014;89:964-8.

Burnett AK, Wheatley K, Goldstone AH, et al. The value of allogeneic bone marrow transplant in patients with acute myeloid leukaemia at differing risk of relapse: results of the UK MRC AML 10 trial. Br J Haematol 2002;118:385-400.

Burnett AK, Russell NH, Hills RK, et al. Optimization of chemotherapy for younger patients with acute myeloid leukemia: results of the medical research council AML15 trial. J Clin Oncol 2013;31:3360-8.

Castaigne S, Pautas C, Terré C, et al. Effect of gemtuzumab ozogamicin on survival of adult patients with de-novo acute myeloid leukaemia(ALFA-0701): a randomised, open-label, phase 3 study. The Lancet 2012;379:1508-16.

Chan SM, Thomas D, Corces-Zimmerman MR, et al. Isocitrate dehydrogenase 1 and 2 mutations induce BCL-2 dependence in acute myeloid leukemia. Nat Med 2015;21:178-84.

Dawson MA, Kouzarides T, Huntly BJP. Targeting epigenetic readers in cancer. N Engl J Med 2012;367:647-57.

de Lima M, Porter DL, Battiwalla M, et al. Proceedings from the National Cancer Institute's Second International Work- shop on the Biology, Prevention, and Treatment of Relapse After Hematopoietic Stem Cell Transplantation. III. Prevention and treatment of relapse after allogeneic transplantation. Biol Blood Marrow Transplant 2014;20:4-13.

DiNardo CD, Jonas BA, Pullarkat V, et al. Azacitidine and venetoclax in previously untreated acute myeloid leukemia. N Engl J Med 2020;383:617-29.

Ding L, Ley TJ, Larson DE, et al. Clonal evolution in relapsed acute myeloid leukaemia revealed by whole-genome sequencing. Nature 2012;481:506-10.

Dombret H, Seymour JF, Butrym A, et al. International phase 3 study of azacitidine vs conventional care regimens in older patients with newly diagnosed AML with >30% blasts. Blood 2015;126:291-9.

Döhner H, Estey E, Grimwade E et al. Diagnosis and management of AML in adults: 2017 ELN recommendations from an international expert panel. Blood 2017;129:424-47.

Eapen M, Klein JP, Sanz GF, et al. Effect of donor-recipient HLA matching at HLA A, B, C, and DRB1 on outcomes after umbilical-cord blood transplantation for leukaemia and myelodysplastic syndrome: a retrospective analysis. Lancet Oncol 2011;12:1214-21.

Elmaagacli AH, Steckel NK, Koldehoff M, et al. Early human cytomegalovirus replication after transplantation is associated with a decreased relapse risk: evidence for a putative virus-versus-leukemia effect in acute myeloid leukemia patients. Blood 2011;118:1402-12.

Farag SS, Maharry K, Zhang MJ, et al. Comparison of reduced-intensity hematopoietic cell transplantation with chemotherapy in patients age 60–70 years with acute myelogenous leukemia in first remission. Biol Blood Marrow Transplant 2011;17:1796-803.

Gaidzik VI, Bullinger L, Schlenk RF, et al. RUNX1 mutations in acute myeloid leukemia: results from a comprehensive genetic and clinical analysis from the AML study group. J Clin Oncol 2011;29:1364-72.

Gasiorowski RE, Clark GJ, Bradstock K, Hart DNJ. Antibody therapy for acute myeloid leukaemia. Br J Haematol 2014;164:481-95.

Genovese G, Kähler AK, Handsaker RE, et al. Clonal hematopoiesis and blood-cancer risk inferred from blood DNA sequence. N Engl J Med 2014;371:2477-87.

Godley LA. Inherited predisposition to acute myeloid leukemia. Semin Hematol 2014;51:306-21.

Gooley TA, Chien JW, Pergam SA, et al. Reduced mortality after allogeneic hematopoietic-cell transplantation. N Engl J Med 2010;363:2091-101.

Grimwade D, Ivey A, Huntly BJP. Molecular landscape of acute myeloid leukemia in younger adults and its clinical relevance. Blood 2016;127:29-41.

Gupta V, Tallman MS, Weisdorf DJ. Allogeneic hematopoietic cell transplantation for adults with acute myeloid leukemia: myths, controversies, and unknowns. Blood 2011;117:2307-18.

Heuser M, Freeman SD, Ossenkoppele GJ, et al. 2021 Update on MRD in acute myeloid leukemia: a consensus document from the European LeukemiaNet MRD Working Party. Blood 2021;138:2753-67

Hills RK, Castaigne S, Appelbaum FR, et al. Addition of gemtuzumab ozogamicin to induction chemotherapy in adult patients with acute myeloid leukaemia: a meta- analysis of individual patient data from randomised controlled trials. Lancet Oncol 2014;15:986-96.

Ho G, Wun T, Muffly L, et al. Decreased early mortality associated with the treatment of acute myeloid leukemia at National Cancer Institute-designated cancer centers in California. Cancer 2018;124:1938-45.

Huang ME, Ye YC, Chen SR, et al. Use of all-trans retinoic acid in the treatment of acute promyelocytic leukemia. Blood 1988;72:567-72.

Jonas B PD, Pratz K, et al. Venetoclax in combination with hypomethylating agents induces rapid, deep, and durable responses in patients with AML ineligible for intensive therapy. Blood 2018;132(Suppl 1):285.

Kadia TM, Ravandi F, Cortes J, Kantarjian H. Toward individualized therapy in acute myeloid leukemia: a contemporary review. JAMA Oncol 2015;1:820-8.

Kantarjian HM, Thomas XG, Dmoszynska A, et al. Multicenter, randomized, open-label, phase III trial of decitabine versus patient choice, with physician advice, of either supportive care or low-dose cytarabine for the treatment of older patients with newly diagnosed acute myeloid leukemia. J Clin Oncol 2012;30:2670-7.

Kantarjian HM, Kadia TM, DiNardo CD, Welch MA, Ravandi F. Acute myeloid leukemia: treatment and research outlook for 2021 and the MD Anderson approach. Cancer 2021;127:1186-207.

Kantarjian H, Kadia T, DiNardo C, et al. Acute myeloid leukemia: current progress and future directions. Blood Cancer J 2021;11:41.

Koreth J, Schlenk R, Kopecky KJ, et al. Allogeneic stem cell transplantation for acute myeloid leukemia in first complete remission: systematic review and meta-analyss of prospective clinical trials. JAMA 2009;301:2349-61.

Krönke J, Bullinger L, Teleanu V, et al. Clonal evolution in relapsed NPM1-mutated acute myeloid leukemia. Blood

2013;122:100-8.

Lancet JE, Uy GL, Cortes JE, et al. CPX-351(cytarabine and daunorubicin) liposome for injection versus conventional cytarabine plus daunorubicin in older patients with newly diagnosed secondary acute myeloid leukemia. J Clin Oncol 2018;36:2684-92.

Lindsley RC, Mar BG, Mazzola E, et al. Acute myeloid leukemia ontogeny is defined by distinct somatic mutations. Blood 2015;125:1367-76.

Lo-Coco F, Avvisati G, Vignetti M, et al. Retinoic acid and arsenic trioxide for acute promyelocytic leukemia. N Engl J Med 2013;369:111-21.

McMurry H, Fletcher L, Traer L. IDH Inhibitors in AML-Promise and Pitfalls. Curr Hematol Malig Rep 2021;16:207-17

Marcucci G, Haferlach T, Döhner H. Molecular genetics of adult acute myeloid leukemia: prognostic and therapeutic implications. J Clin Oncol 2011;29:475-86.

Mendler JH, Maharry K, Radmacher MD, et al. RUNX1 mutations are associated with poor outcome in younger and older patients with cytogenetically normal acute myeloid leukemia and with distinct gene and microRNA expression signatures. J Clin Oncol 2012;30:3109-18.

Meyer SC, Levine RL. Translational implications of somatic genomics in acute myeloid leukaemia. Lancet Oncol 2014;15:e382-94.

Othus M, Sekeres M, Nand S, et al. Relative survival following response to 7+3 versus azacytidine is similar in acute myeloid leukemia and high-risk myelodysplastic syndromes: an analysis of four SWOG studies. Leukemia 2017;33:371-8.

Papaemmanuil E, Gerstung M, Bullinger L, et al. Genomic classification and prognosis in acute myeloid leukemia. N Engl J Med 2016;374:2209-21

Park EH, Lee H, Won YJ, et al. Nationwide statistical analysis of myeloid malignancies in Korea: incidence and survival rate from 1999 to 2012. Blood Res 2015;50:204-17

Petersdorf SH, Kopecky KJ, Slovak M, et al. A phase 3 study of gemtuzumab ozogamicin during induction and post-consolidation therapy in younger patients with acute myeloid leukemia. Blood 2013;121:4854-60.

Platzbecker U, Avvisati G, Cicconi L, et al. Improved outcomes with retinoic acid and arsenic trioxide compared with retinoic acid and chemotherapy in non-high-risk acute promyelocytic leukemia: final results of the randomized Italian-German APL0406 trial. J Clin Oncol 2017;35:605-12.

Pratz K, Cherry M, Altman J, et al. A phase 1 study of gilteritinib in combination with induction and consolidation chemotherapy in patients with newly diagnosed AML: final results. Blood 2020;136(suppl 1):16-7.

Sanz MA, Grimwade D, Tallman MS, et al. Management of acute promyelocytic leukemia: recommendations from an expert panel on behalf of the European LeukemiaNet. Blood 2009;113:1875-91.

Shen Z-X, Chen G-Q, Ni J-H, et al. Use of arsenic trioxide(AS2O3) in the treatment of acute promyelocytic leukemia(APL): II. Clinical efficacy and pharmacokinetics in relapsed patients. Blood 1997;89:3354-60.

Schlenk RF. Post-remission therapy for acute myeloid leukemia. Haematologica 2014;99:1663-70.

Shlush LI, Zandi S, Mitchell A, et al. Identification of pre-leukaemic haematopoietic stem cells in acute leukaemia. Nature 2014;506:328-33.

Sorror ML, Storb RF, Sandmaier BM, et al. Comorbidity-age index: a clinical measure of biologic age before allogeneic hematopoietic cell transplantation. J Clin Oncol 2014;32:3249-56.

Stein E, DiNardo CD, Fathi AT, et al. Ivosidenib or enasidenib combined with intensive chemotherapy in patients with newly diagnosed AML: a phase 1 study. Blood 2021;137:1792-803.

Stone RM, Mandrekar SJ, Sanford BL, et al. Midostaurin plus Chemotherapy for Acute Myeloid Leukemia with a FLT3 Mutation. N Engl J Med 2017;377:454-64.

Suciu S, Mandelli F, de Witte T, et al. Allogeneic compared with autologous stem cell transplantation in the treatment of patients younger than 46 years with acute myeloid leukemia(AML) in first complete remission(CR1): an intention-to-treat analysis of the EORTC/GIMEMAAML-10 trial. Blood 2003;102:1232-40.

Swerdlow SH, Campo E, Harris NL, et al, eds. WHO classification of tumours of haematopoietic and lymphoid tissues. Lyon, France: IARC Press, 2008.

Taskesen E, Bullinger L, Corbacioglu A, et al. Prognostic impact, concurrent genetic mutations, and gene expression features of AML with CEBPA mutations in a cohort of 1182 cytogenetically normal AML patients: further evidence for CEBPA double mutant AML as a distinctive disease entity. Blood 2011;117:2469-75.

The Cancer Genome Atlas Research Network. Genomic and epigenomic landscapes of adult de novo acute myeloid leukemia. N Engl J Med 2013;368:2059-74.

Thol F, Schlenk RF, Heuser M, Gan- ser A. How I treat refractory and early relapsed acute myeloid leukemia. Blood 2015;126:319-27.

Walter RB, Buckley SA, Pagel JM, et al. Significance of minimal residual disease before myeloablative allogeneic hematopoietic cell transplantation for AML in first and second complete remission. Blood 2013;122:1813-21.

Walter RB, Othus M, Paietta EM, et al. Effect of genetic profiling on prediction of therapeutic resistance and survival in adult acute myeloid leukemia. Leukemia 2015;29:2104-7

Wander SA, Levis MJ, Fathi AT. The evolving role of FLT3 inhibitors in acute myeloid leukemia: quizartinib and beyond. Ther Adv Hematol 2014;5:65-77.

Wei AH, Döhner H, Pocock C, et al. Oral azacitidine maintenance therapy for acute myeloid leukemia in first remission. N Engl J Med 2020;383:2526-37

Wei AH, Montesinos P, Ivanov V, et al. Venetoclax plus LDAC for newly diagnosed AML ineligible for intensive chemotherapy: a phase 3 randomized placebo-controlled trial. Blood 2020;135:2137-45.